中国家庭营养读本

中国疾病预防控制中心营养与健康所　编

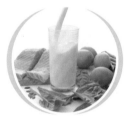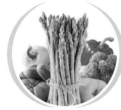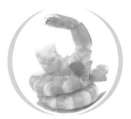

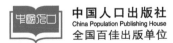
中国人口出版社
China Population Publishing House
全国百佳出版单位

图书在版编目（ＣＩＰ）数据

中国家庭营养读本 / 中国疾病预防控制中心营养与
健康所编 . -- 北京 : 中国人口出版社 , 2020.10
ISBN 978-7-5101-6755-3

Ⅰ . ①中… Ⅱ . ①中… Ⅲ . ①营养卫生 – 中国 – 指南
Ⅳ . ① R15-62

中国版本图书馆 CIP 数据核字 (2019) 第 223789 号

中国家庭营养读本

ZHONGGUO JIATING YINGYANG DUBEN

中国疾病预防控制中心营养与健康所　编

责任编辑	周炳然　田之秋
装帧设计	刘海刚　王兰兰
责任印制	林　鑫　单爱军
出版发行	中国人口出版社
印　　刷	和谐彩艺印刷科技（北京）有限公司
开　　本	710 毫米 ×1000 毫米　1/16
印　　张	6.5
字　　数	80 千字
版　　次	2020 年 10 月第 1 版
印　　次	2020 年 10 月第 1 次印刷
书　　号	ISBN 978-7-5101-6755-3
定　　价	24.80 元

网　　址	www.rkcbs.com.cn
电子信箱	rkcbs@126.com
总编室电话	（010）83519392
发行部电话	（010）83530809
传　　真	（010）83538190
地　　址	北京市西城区广安门南街 80 号中加大厦
邮政编码	100054

编 委 会

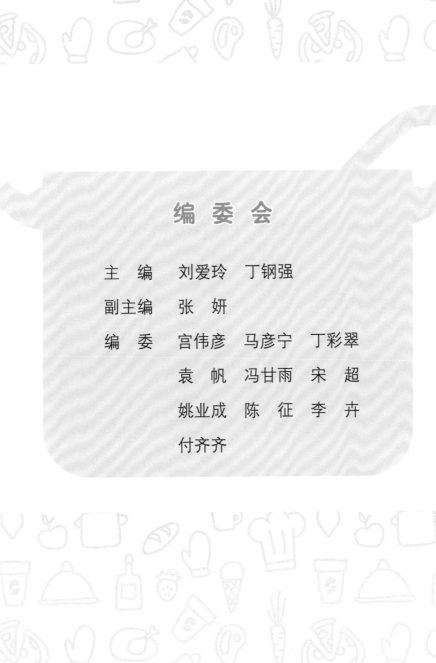

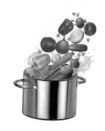

前 言

　　家庭发展是社会发展的重要支撑点和推动力，提高家庭成员健康水平是家庭发展的基础。党中央、国务院始终把人民群众的营养和健康问题摆在十分重要的位置。

　　为提高我国家庭成员的营养健康水平，让家庭成员更好地了解和掌握营养健康知识和技能，中国疾病预防控制中心营养与健康所在国家卫生健康委员会人口监测与家庭发展司的支持下，编写了《中国家庭营养读本》。

　　本书用浅显易懂的语言为广大家庭提供了一般家庭成员、不同生理阶段家庭成员和不同疾病状态家庭成员所需的营养健康知识和指导，便于更精准地提高家庭成员的营养健康水平。

中国疾病预防控制中心营养与健康所

2020 年 6 月

目 录

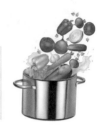

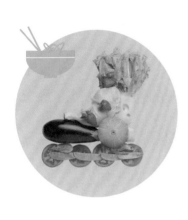

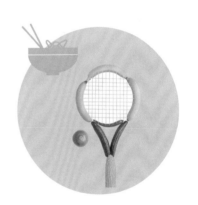

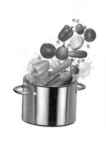

CONTENTS

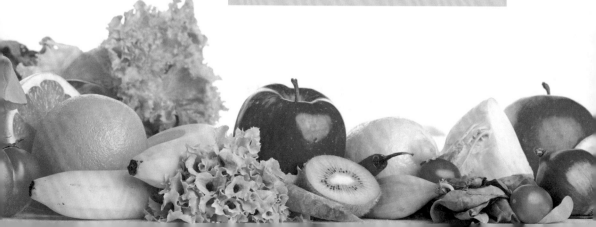

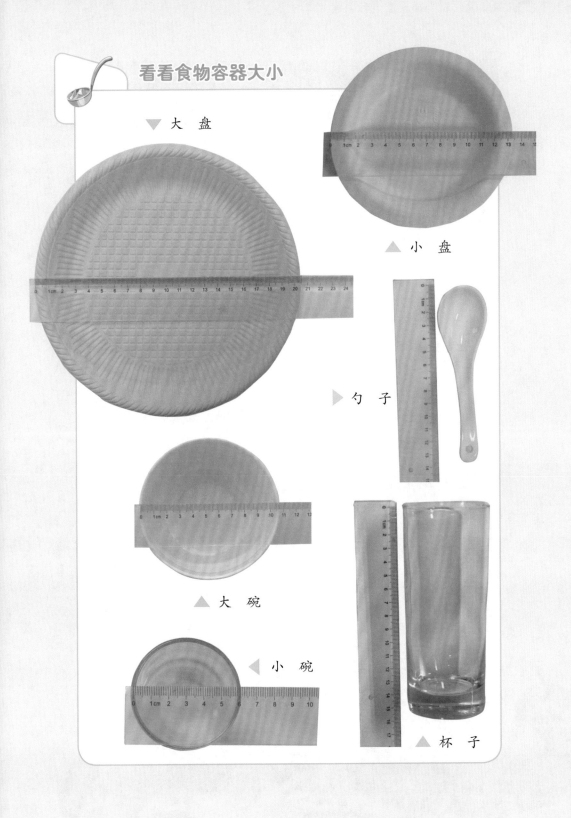

看看食物容器大小

▼ 大盘

▲ 小盘

▶ 勺子

▲ 大碗

◀ 小碗

▲ 杯子

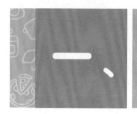
一、一般家庭成员的膳食建议

1 食物种类要多样，平均每天摄入 12 种以上不同种类的食物，每周 25 种以上。

● 早餐 4~5 种，午餐 5~6 种，晚餐 4~5 种，零食 1~2 种。

● 平均每天至少摄入谷薯类 3 种、蔬果类 4 种、畜禽鱼蛋 3 种、奶豆坚果 2 种。

提 示

原材料一样、加工形式不同的食物属于一个种类，如面粉做成的馒头、花卷、烧饼等属于一种，煮鸡蛋和煎鸡蛋属于一种。

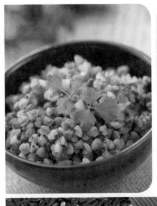

2 一日三餐都以谷类为主。

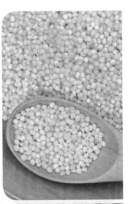

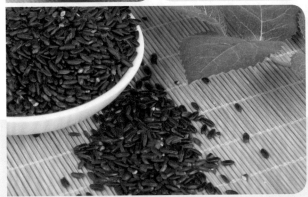

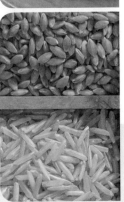

● 每天摄入谷薯类 250~400 克（生重）。

● 粗细搭配：全谷类（包括保留了谷皮、糊粉层、胚乳、谷胚及其天然营养成分的完整谷粒的稻米、小麦，以及玉米、大麦、燕麦、黑麦、黑米、高粱、小米等粗粮）和杂豆类（除黄豆、黑豆、青豆以外的豆类，包括赤豆、芸豆、绿豆、豌豆等），最好每天 50~150 克，薯类（红薯、土豆、山药、芋头等）50~100 克。

100 克米面是多少

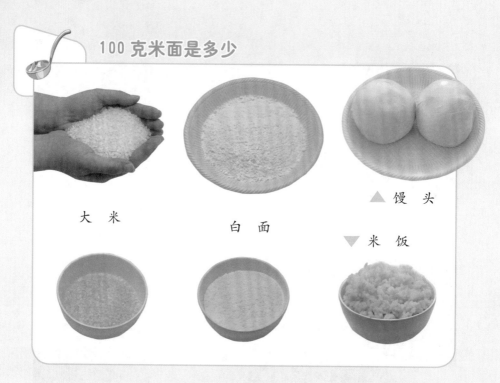

大 米

白 面

▲ 馒 头

▼ 米 饭

50 克薯类是多少

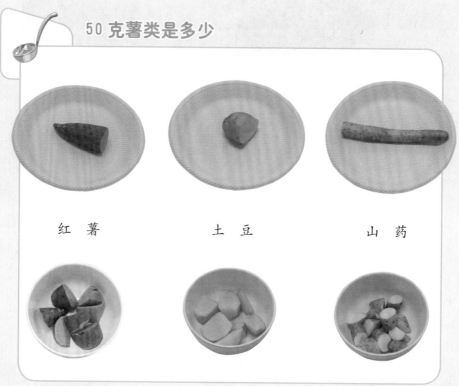

红 薯

土 豆

山 药

50 克粗杂粮是多少

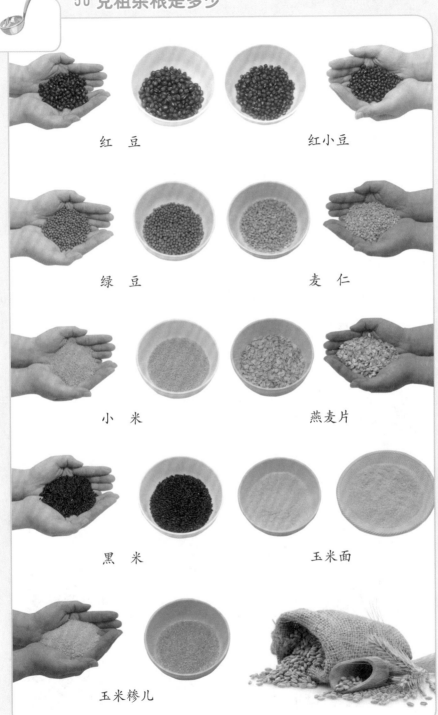

红　豆　　　　　　　　　　　　红小豆

绿　豆　　　　　　　　　　　　麦　仁

小　米　　　　　　　　　　　　燕麦片

黑　米　　　　　　　　　　　　玉米面

玉米糁儿

3 每餐都有新鲜蔬菜。

● 蔬菜重量占每餐总重量的一半，每天300~500克。

● 每天摄入蔬菜3~5种，中、晚餐每餐至少2种，其中深色蔬菜占每餐蔬菜的一半。

● 蔬菜要先洗后切，开汤下菜，急火快炒，烹调后尽快食用。

深色蔬菜有哪些

深色蔬菜是指深绿色、红色、橘红色和紫红色蔬菜。

深绿色：菠菜、油菜等。

橘红色：西红柿、胡萝卜、南瓜、红辣椒等。

紫红色：紫洋葱、红苋菜、紫甘蓝等。

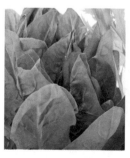
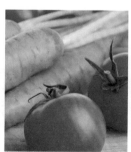
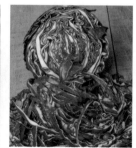

100 克蔬菜是多少

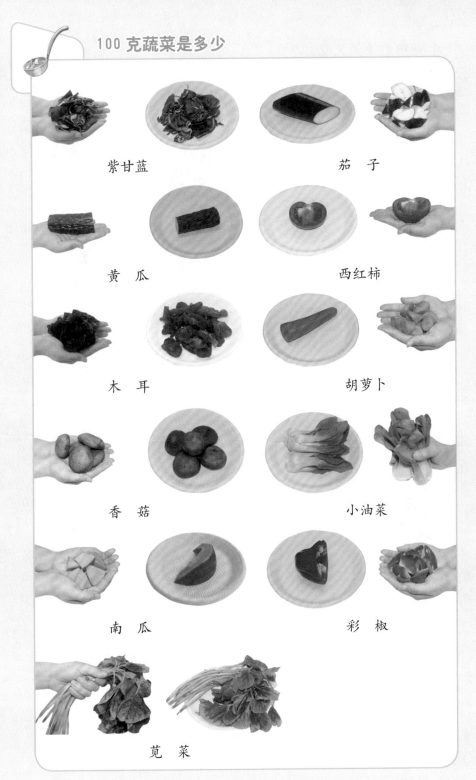

紫甘蓝　　　　　　　　　　茄　子

黄　瓜　　　　　　　　　　西红柿

木　耳　　　　　　　　　　胡萝卜

香　菇　　　　　　　　　　小油菜

南　瓜　　　　　　　　　　彩　椒

苋　菜

4 新鲜水果天天吃。

● 每天摄入水果
1~2 种，200~350 克。

● 果汁饮料、果脯
等不能代替鲜果。

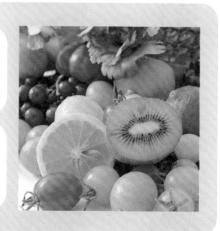

100 克水果是多少

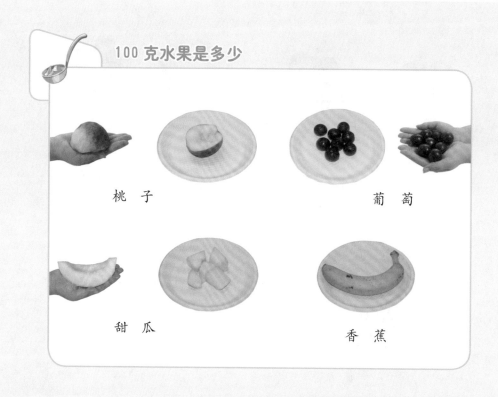

桃 子　　　　　　　　葡 萄

甜 瓜　　　　　　香 蕉

5 每天摄入 300 克牛奶或相当量的奶制品。

- 每天摄入液态奶或酸奶 300 克，也可以冲调 37.5 克奶粉，或食用 30 克奶酪。

- 乳糖不耐受者可以喝酸奶或低乳糖奶。

- 不能用乳饮料代替奶制品。

100 克相当量的奶制品是多少

| 牛 奶 | 酸 奶 | 奶 粉 | 奶 酪 |

	液态奶	乳饮料
配料成分	奶为主要原材料	水为主要原材料，添加了糖等
蛋白质含量	不低于 2.8%	配制型、发酵型含乳饮料不低于 1%，乳酸菌饮料不低于 0.7%

6 常吃大豆和豆制品，如黄豆、豆腐、豆腐丝、豆浆等，每天摄入总量相当于 25 克大豆。

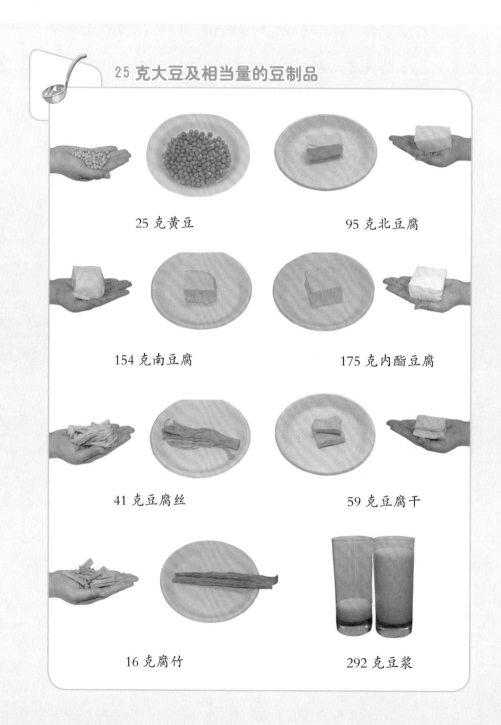

25 克大豆及相当量的豆制品

25 克黄豆

95 克北豆腐

154 克南豆腐

175 克内酯豆腐

41 克豆腐丝

59 克豆腐干

16 克腐竹

292 克豆浆

7 动物性食物要适量。

● 首选鱼虾贝类水产品，每天 40~75 克。

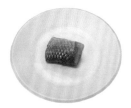 ＝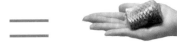

50 克鱼肉

● 禽畜肉应首选禽肉，其次为畜肉，每天 40~75 克（约掌心大小）。

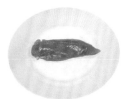 ＝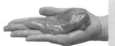

50 克鸡肉

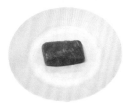 ＝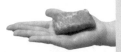

50 克猪肉

● 少吃肥肉、烟熏和腌制肉制品及加工肉制品。

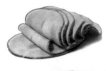 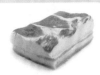

8 每天吃一个鸡蛋，蛋黄营养价值高，不要丢弃。

一个蛋黄中含有的胆固醇对于健康成年人血清胆固醇水平影响微弱。

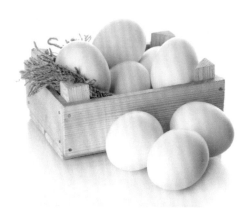

9 适量摄入坚果，每周 50~70 克，平均每天 10 克（可食部重量）左右，最好选原味。

10 克（可食部重量）坚果是多少

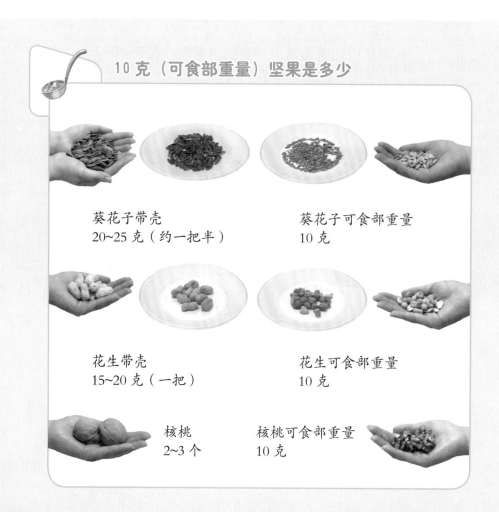

葵花子带壳
20~25 克（约一把半）

葵花子可食部重量
10 克

花生带壳
15~20 克（一把）

花生可食部重量
10 克

核桃
2~3 个

核桃可食部重量
10 克

10 主动足量饮水，少量多次。

● 成年男性每天 1700 毫升，成年女性每天 1500 毫升。

● 首选白水，淡茶水对于成年人是一个较好的选择。

5 克盐

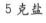

11 控制用盐量，每人每天不超过 5 克。

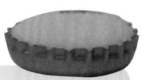

● 烹调使用限盐勺、限盐罐，控制用盐量。

● 少用含钠高的调味品，如酱油、酱类、鸡精、味精等。

● 少吃腌制食品，如咸肉、咸菜、腌熏肉等。

● 少吃含盐高的加工食品，如薯片、腊肉、火腿、话梅、果脯、盐焗坚果等。

含 1 克盐的食物是多少

（根据包装食品营养成分表计算，下列每份食物均含 1 克盐。）

谷类预包装食品

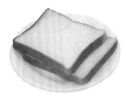

108 克切片面包

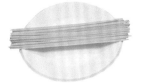

33 克挂面

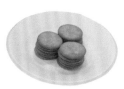

57 克饼干

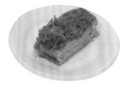

59 克肉松面包

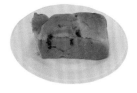

102 克软性巧克力豆面包

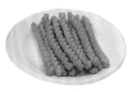

51 克小麻花

肉类预包装食品

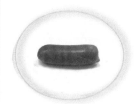

40 克玉米热狗肠

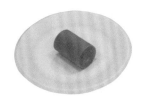

36 克火腿

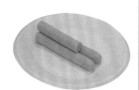

40 克儿童鳕鱼肠

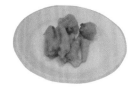

47 克泡椒凤爪

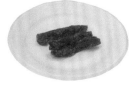

20 克牛肉干

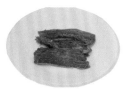

61 克罐头带鱼

含 1 克盐的食物是多少

（根据包装食品营养成分表计算，下列每份食物均含 1 克盐。）

奶制品预包装食品

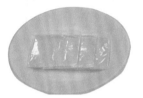

55 克芝士

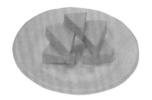

81 克奶酪

蛋制品预包装食品

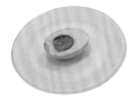

21 克咸鸭蛋

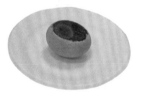

55 克松花皮蛋

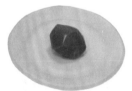

50 克卤蛋

零食预包装食品

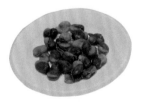

35 克兰花豆

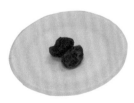

12 克话梅肉

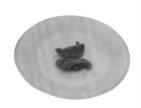

14 克果脯

含 1 克盐的食物是多少

（根据包装食品营养成分表计算，下列每份食物均含 1 克盐。）

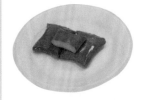

50 克豆腐干

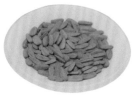

23 克多味瓜子

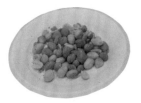

43 克五香花生米

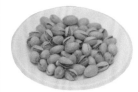

72 克开心果

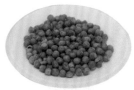

59 克蒜香青豆

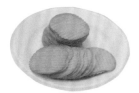

51 克薯片

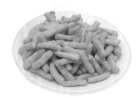

53 克虾条

调味品

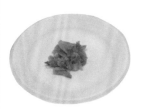

19 克榨菜

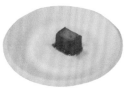

11 克豆腐乳

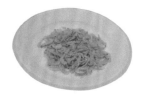

7 克虾皮

含 1 克盐的食物是多少

（根据包装食品营养成分表计算，下列每份食物均含 1 克盐。）

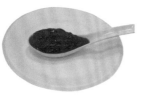

43 克番茄酱

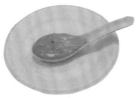

33 克千岛酱

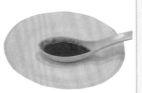

7 克韭菜花

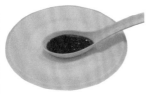

11 克烧烤酱

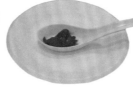

8 克麻辣香锅底料

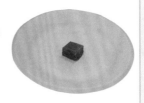

5 克红油火锅底料

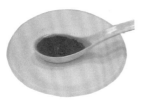

16 克火锅蘸料

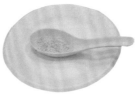

2 克鸡精

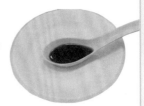

4 克老抽

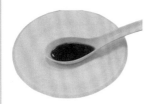

5 克生抽

12 每人每天烹调油用量不超过 25 克。

5 克油

10 克油

● 多选植物油，并经常更换烹调油的种类，少用动物油，如猪油、羊油、牛油、黄油等。

● 烹调少放油，用控油壶控制用油量，烹调方式多采用蒸、煮、炖、焖等，少用煎、炸、烤等。

● 少吃油炸食物及含油量高的加工食品。

 烹调减油小窍门

绿叶蔬菜少用油的小窍门

❶ 将青菜在开水中焯后立即放入冷水中，水中滴几滴油更好。

❷ 炒锅中放少量油（3 人量只需要放 5 毫升油），将葱、姜炒出香味立即加适量水，勾薄芡，将青菜倒入，翻炒几下。

❸ 最后加适量盐拌匀，出锅。

酥炸少用油的小窍门

❶ 将要炸的原料（青菜除外）煮熟或炖熟，蘑菇等蔬菜类过水焯熟即可。

❷ 将煮熟或炖熟的原材料表面裹上一层淀粉糊或者面糊，也可以根据个人口味裹上面包糠或者酥炸粉。

❸ 在油中炸片刻，表面微黄即可。

25 克糖

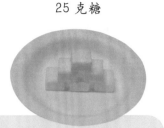

13 减少添加糖摄入量，每天不超过 50 克，最好控制在 25 克以内。

● 炒菜少放糖，牛奶、豆浆、绿豆汤等饮品最好不放糖。

● 不喝或少喝含糖饮料。

● 少吃糕点、甜点、糖果、冰激凌等含添加糖多的食物。

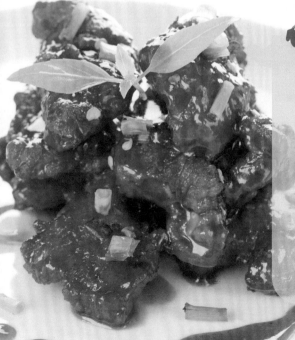

提示

添加糖主要来自含糖饮料、糖果、甜品、冷饮、果脯、饼干等加工食品，以及烹饪中添加的糖。食品包装袋背后的配料表中出现蔗糖、果糖、葡萄糖、果葡糖浆等的食品要少吃。一些菜肴，如糖醋里脊、糖醋鱼、糖醋排骨、拔丝地瓜、冰糖银耳羹等，应尽量少吃。

含 25 克添加糖的饮料是多少

（根据包装食品营养成分表计算，下列每份饮料均含 25 克添加糖。）

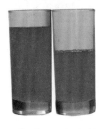

385 毫升运动饮料

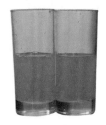

265 毫升营养素饮料

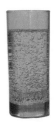

227 毫升碳酸饮料

208 毫升酸梅味饮料

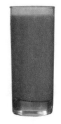

272 毫升咖啡饮料

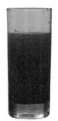

212 毫升果肉饮料

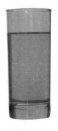

217 毫升柚子味果汁饮料

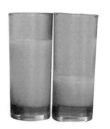

278 毫升植物蛋白饮料

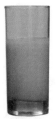

188 毫升乳酸菌饮料

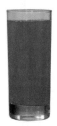

260 毫升橙味果汁饮料

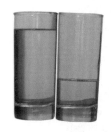

313 毫升茶味饮料

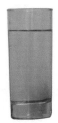

227 毫升梨味果汁饮料

（图中容器容量为 300 毫升。）

14 最好不饮酒，如饮酒应限量。

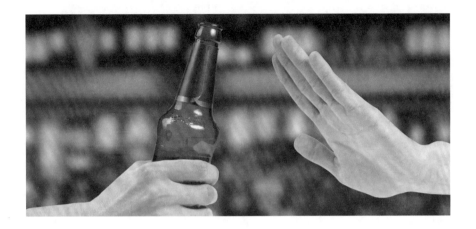

- 男性每天饮酒的酒精量不超过 25 克，女性每天饮酒的酒精量不超过 15 克。

- 儿童少年、孕妇、乳母应禁酒。

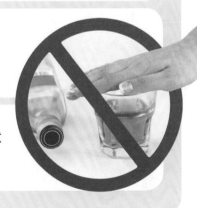

- 特殊职业人群或特殊状况人群应控制饮酒。

 含 25 克酒精的酒是多少

25 克酒精 =750 毫升啤酒 =250 毫升葡萄酒 =75 毫升 38 度的白酒 =50 毫升高度白酒。

15 合理选择零食，零食量不影响正餐，晚上睡觉前 30 分钟最好不吃零食。

● 新鲜水果、可生食蔬菜、奶制品（如牛奶、酸奶等）、蛋类、豆制品、原味坚果等可选作零食。

● 含油、盐、糖较多的食物不适合当作零食，如糖果、含糖饮料、甜点、冷饮、果脯、薯条、薯片、油炸食品等。

常见食物能量值

食物名称	重量（克）	能量（千卡）
一个馒头	100	223
一根油条	80	310
一包方便面	90	426
一块蛋糕	100	348
一根麻花	310	1634
一包炸薯片	100	615
一个苹果	200	108
一个梨	300	150
一个鸡蛋	60	86
一块酱牛肉	50	123
一杯牛奶	200	108
一片奶酪	10	33

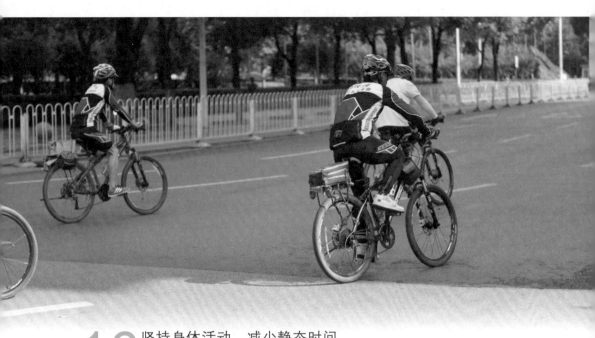

16 坚持身体活动，减少静态时间。

● 每周至少进行 5 天中高强度身体活动，如健步走、慢跑、游泳、骑车、跳绳、打球、健身操等。

● 每天最好活动 30 分钟以上，每周累计达到至少 150 分钟。

● 活动形式多样化（如步行、慢跑等有氧运动，俯卧撑、举哑铃等抗阻运动，瑜伽、舞蹈等柔韧性训练），循序渐进，预防运动损伤。

● 每天静态时间最好不超过2小时，越少越好。

● 每隔 1 小时，起来动一动。

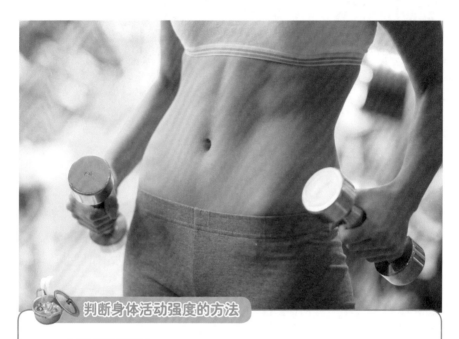

判断身体活动强度的方法

自我感受判断：

◆ 低强度是指在休息状态或者感觉疲劳程度很轻或者轻的状态。

◆ 中等强度是指感觉疲劳程度稍累或者累的状态。此时，身体活动需要用一些力，但是可以在活动时轻松地讲话。

◆ 高强度是指感觉累或者很累的状态。此时，活动需要更多地用力，心跳更快，呼吸急促。

17 保持健康体重，不瘦也不胖。

● 体质指数（Body Mass Index，BMI）是衡量健康体重的一项常用指标。体质指数 BMI= 体重 (千克)÷ 身高 (米)²。

成人健康体重：$18.5 \leqslant BMI < 24.0$

成人超重：$24.0 \leqslant BMI < 28.0$

成人肥胖：$BMI \geqslant 28.0$

成人体重过低（消瘦）：$BMI < 18.5$

● 食不过量、积极运动是保持健康体重的最好方法。

 超重、肥胖的危害

超重、肥胖可增加高血压、糖尿病、血脂异常、高尿酸血症、脑卒中、胆囊炎等疾病的风险，还可能引起骨关节病，影响生殖功能，增加孕妇的难产发生率和妊娠高血压综合征、妊娠糖尿病风险。不仅如此，超重、肥胖还可能造成一定的心理问题。

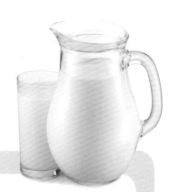

18 一日三餐，定时定量。

● 每天吃好早餐，至少包括谷薯类、畜禽肉蛋类、奶豆类及其制品、新鲜蔬菜水果中的三类。

● 早餐安排在 6:30~8:30，午餐在 11:30~13:30，晚餐在 18:00~20:00。

● 三餐定时可避免因过度饥饿引起的饱食中枢反应迟钝，进食过量。

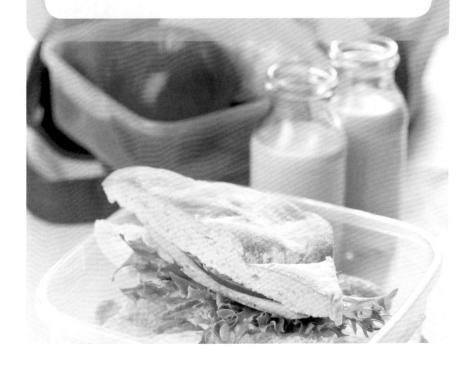

19 好好吃饭，放松享受。

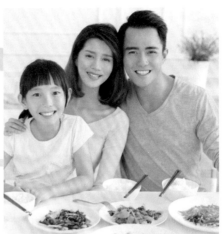

● 不挑食、偏食，不暴饮暴食。

● 细嚼慢咽，每口饭咀嚼 20~25 下为宜。

● 专心进餐，吃饭时不看电视、不玩手机。

20 小份备餐，最好分餐。

● 小份备餐不但能减少剩菜剩饭，还能增加食物种类。

● 分餐可帮助掌握各类食物的重量，有利于做到食不过量。还可以降低很多传染病的发病风险。

● 如果较难实现分餐，最好使用公勺公筷。

21 多在家吃饭，少在外就餐，享受食物和亲情。

● 多回家吃饭，轻松愉悦的就餐氛围有利于培养良好饮食文化和健康行为习惯。

● 如在外就餐，应适量点餐，注意荤素搭配、粗细搭配，选择少油、少盐、少糖菜品，控制含糖饮料和酒的饮用量。

22 读懂食品外包装上的营养成分表，科学选择食物。

● 营养成分表由营养成分名称、含量值、占营养素参考值百分比（简称NRV%）组成。

● 按照自身健康需求科学选择预包装食品，尽量少选钠、脂肪或糖含量高的加工食品。

营养成分表示例

项目	每100g	NRV%
能量	1823KJ	22
蛋白质	9.0g	15
脂肪	12.7g	21
碳水化合物	70.6g	24
钠	204mg	10

说明：NRV%是指营养素含量值与其参考值的百分比值，利用它可以大致了解这个食品能够满足身体能量或营养素需要的程度。

23 注意饮食卫生，选择新鲜、清洁的食物，合理储存和烹调食物。

 食品安全五要点（世界卫生组织推荐）

❶ 保持清洁

拿食品前要洗手，准备食品期间也要经常洗手；便后洗手；清洗和消毒用于准备食品的所有场所和设备；避免虫、鼠及其他动物进入厨房和接近食物。

❷ 生熟分开

生的肉、禽和海产食品要与其他食物分开；处理生的食物要有专用的设备和用具，例如刀具和切肉板；使用器皿储存食物以避免生熟食物互相接触。

❸ 做熟

食物要彻底做熟，尤其是肉、禽、蛋和海产食品；汤、煲等食物要煮开以确保达到 70℃；肉类和禽类的汁水要变清，而不能是淡红色的；熟食再次加热要彻底。

❹ 保持食物的安全温度

熟食在室温下不得存放 2 小时以上；所有熟食和易腐烂的食物应及时冷藏（最好在 5℃以下）；熟食在食用前应保持滚烫的温度（60℃以上）；即使在冰箱中也不能过久储存食物；冷冻食物不要在室温下化冻。

❺ 使用安全的水和原材料

使用安全的水或进行处理以保安全；挑选新鲜和有益健康的食物；选择经过安全加工的食品。

29

三口之家一天食谱举例

	名称	配料	重量（克）
早餐	红豆包	面粉	150
		红豆	50
	蒸红薯	红薯	50
	紫菜蛋花汤	紫菜	5
		鸡蛋	50
		虾皮	20
	芹菜虾仁	芹菜	200
		虾仁	120
	拌黄瓜	黄瓜	150
	食用油	菜籽油	15
午餐	大米饭	大米	150
		玉米糁	30
	蒜薹炒猪肝	蒜薹	150
		猪肝	100
	洋葱炒木耳	木耳	150
		洋葱	150
	西红柿炒鸡蛋	西红柿	250
		鸡蛋	100
	食用油	菜籽油	40
晚餐	二米粥	大米	40
		小米	40
	馒头	面粉	150
	拌海带丝	海带	200
	香菇炖鸡	香菇	100
		鸡翅	150
	红烧小黄鱼	小黄鱼	100
	食用油	色拉油	20
零食	牛奶	—	700
	酸奶	—	300
	桃子	—	600
	腰果	—	75

说明：本食谱适用于两名轻体力身体活动者和一名 10 岁左右孩子的三口之家，各种食物量均为可食部生重。

五口之家一天食谱举例

名称		配料	重量（克）
早餐	肉包子	面粉	300
		芹菜	300
		牛肉	100
	小米粥	小米	100
	丝瓜炒鸡蛋	丝瓜	200
		鸡蛋	250
	白菜炒肉	白菜	200
		猪肉	50
	拌黄瓜	黄瓜	200
	食用油	菜籽油	40
午餐	面条	面粉	300
	青椒肉丝	青椒	200
		牛肉	50
	清炒菜花	菜花	200
	香菇鸡块	香菇	100
		鸡翅	100
	家常豆腐	北豆腐	200
	拌海带	海带	100
	食用油	菜籽油	50
晚餐	米饭	大米	400
	紫菜丸子汤	紫菜	10
		虾仁	100
	清蒸鱼	鲈鱼	350
	炒西葫芦	西葫芦	300
	菠菜豆腐丝	菠菜	200
		豆腐丝	40
	花生米	花生	125
	食用油	色拉油	35
零食	牛奶	—	1000
	酸奶	—	500
	芒果	—	800

说明：本食谱适用于两名轻体力身体活动者、两名体健60多岁的老年人、一名10岁左右孩子的五口之家，各种食物量均为可食部生重。

老年人两人一天食谱举例

	名称	配料	重量（克）
早餐	面包	面粉	100
	牛奶	纯牛奶	500
	拌菠菜豆腐丝	菠菜	100
		豆腐丝	60
	煮鸡蛋	鸡蛋	100
	食用油	橄榄油	10
午餐	二米饭	大米	100
		小米	50
	蒸芋头	芋头	50
	清蒸鱼	鲈鱼	250
	香菇油菜	油菜	250
		香菇	50
	拌海带丝	海带	50
	虾皮紫菜汤	虾皮	10
		紫菜	5
		西红柿	50
	食用油	色拉油	20
晚餐	玉米面馒头	面粉	100
		玉米面	100
	肉片青笋	牛肉	100
		青笋	100
	胡萝卜拌木耳	胡萝卜	100
		木耳	50
	菠菜粉丝汤	菠菜	100
		粉丝	30
	食用油	色拉油	15
零食	橙子	—	200
	核桃	—	50

说明：本食谱适用于两名体健60多岁的老年人之家，各种食物量均为可食部生重。

二、备孕女性的膳食建议

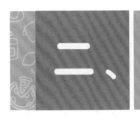

健康的身体状况、合理膳食、均衡营养是孕育新生命必需的物质基础。备孕女性在一般家庭成员膳食建议的基础上，尤其要注意以下几点。

1. 体重调整至正常范围，体质指数在 18.5~23.9 为宜，过胖或过瘦都不好。

2. 准备怀孕前 3 个月开始规律补充叶酸，每天 400 微克，并持续到分娩；常吃富含叶酸的食物，如甘蓝、油菜、韭菜等深绿色蔬菜以及动物肝脏等。

3. 常吃含铁丰富且吸收率高的食物，如动物血、肝脏、红肉等，满足机体对铁的需要。同时多吃富含维生素 C 的新鲜蔬菜、水果，以促进铁的吸收利用。如果有缺铁或贫血的状况，应纠正至正常再怀孕。

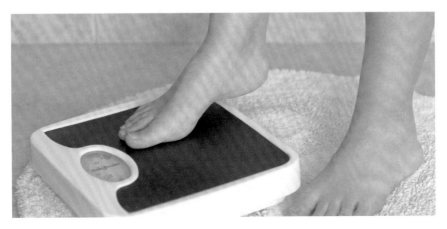

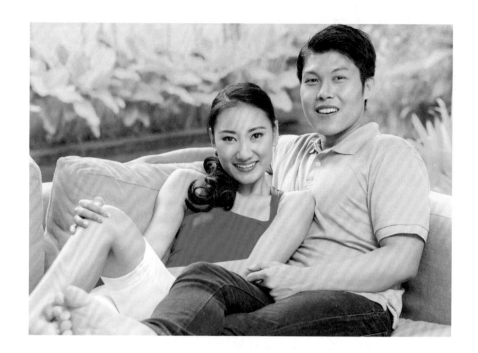

4. 选用碘盐，每周吃一次富含碘的海产品，如海带、紫菜、贝类、海鱼等。

5. 孕前半年夫妻双方戒烟、禁酒，并远离吸烟环境，避免吸二手烟。

6. 坚持每天至少30分钟中高等强度的运动，如快步走、打球、游泳、骑车等。

7. 作息规律，充足睡眠不熬夜，保持良好的心态和愉悦的心情。

8. 孕前检查时找专业医务人员进行营养评价，及时纠正营养问题。

备孕女性一天食谱举例

名称	配料	重量（克）
早餐		
馄饨	面粉	75
	牛肉	50
	韭菜	50
	香菜	10
煮鸡蛋	鸡蛋	60
牛奶	纯牛奶	250
水果	橙子	150
食用油	色拉油	5
午餐		
米饭	大米	100
清炒小白菜	小白菜	150
青椒肉丝	猪肉（瘦）	40
	青椒	100
鸭血粉丝汤	鸭血	50
	粉丝	10
食用油	色拉油	15
晚餐		
肉末花卷	面粉	75
	猪肉（瘦）	10
豆皮油菜	油菜	100
	豆皮	20
蒸土豆	土豆	25
食用油	色拉油	5
加餐		
水果	香蕉	150
酸奶	—	100
腰果	—	25

说明：本食谱适用于轻体力身体活动备孕妇女，各种食物量均为可食部生重。

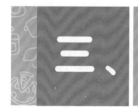

妊娠期的营养对准妈妈和胎儿的健康都有至关重要的影响。孕妇在怀孕的不同时期应根据相应需求，调整膳食。

1. 继续补充叶酸，每天 400 微克，同时要常吃富含叶酸的食物，如动物肝脏、绿色蔬菜等，以满足每天 600 微克叶酸的需要。

2. 常吃含铁丰富且易吸收利用的动物肝脏、瘦肉等食物，满足孕期血红蛋白合成增加和胎儿铁储备的需要。

3. 选用碘盐，每周摄入 1~2 次富含碘的海产品，如海带、紫菜、扇贝、海鱼等。

4. 孕早期应保持孕前的平衡膳食，孕吐反应严重者可不必强调平衡膳食，少食多餐，尽可能多摄入富含碳水化合物的谷薯类食物。

奶、鱼、禽、蛋、瘦肉增加多少摄入量?

孕中期开始，胎儿生长速度加快，应在孕前膳食基础上，增加以下食物摄入，以满足对优质蛋白质、维生素 A、钙、铁等营养素和能量增加的需要。

◆ 增加奶类 200 毫升／天。

◆ 增加动物性食物（鱼、禽、蛋、瘦肉）50 克／天。

孕中晚期建议每周食用 2~3 次鱼类，以提供对胎儿脑发育有重要作用的 n–3 系列多不饱和脂肪酸。

5. 孕中晚期适量增加奶、鱼、禽、蛋、瘦肉的摄入量，满足孕期不断增长的对蛋白质、钙、能量等的需求。

6. 维持孕期适宜增重，做好体重监测，孕中晚期每周测量体重，根据体重增加情况调整食物摄入和身体活动情况。

7. 适量进行身体活动，健康的孕妇在孕中晚期每天可进行至少 30 分钟的快走、孕妇瑜伽、家务劳动等中等强度运动。

8. 禁烟禁酒，远离吸烟环境，保持愉悦心情。

 孕期体重增长推荐范围

◆ 孕前消瘦者（BMI ＜ 18.5）：孕期体重适宜增加 12.5~18 千克；孕中期和晚期以每周增长 0.51（0.44~0.58）千克为宜。

◆ 孕前体重正常者（18.5 ≤ BMI ≤ 24.9）：孕期体重适宜增加 11.5~16 千克；孕中期和晚期以每周增长 0.42（0.35~0.50）千克为宜。

◆ 孕前超重者（25.0 ≤ BMI ≤ 29.9）：孕期体重适宜增加 7~11.5 千克；孕中期和晚期以每周增长 0.28（0.23~0.33）千克为宜。

◆ 孕前肥胖者（BMI ≥ 30.0）：孕期体重适宜增加 5~9 千克；孕中期和晚期以每周增长 0.22（0.17~0.27）千克为宜。

◆ 双胎孕妇孕期总增重推荐范围：孕期体重正常者为 16.7~24.3 千克，孕前超重者为 13.9~22.5 千克，孕前肥胖者为 11.3~18.9 千克。（参考来源：美国 IOM2009）

孕早期一天食谱举例

	名称	配料	重量（克）
早餐	面包	面粉	50
	鸡蛋	—	50
	牛奶	纯牛奶	150
	蔬菜沙拉	生菜	30
	草莓	—	50
加餐	核桃	—	25
	粗粮饼干	全麦面粉	25
午餐	米饭	大米	80
	红烧鲤鱼	鲤鱼	50
	素炒双花	菜花	100
		西蓝花	100
	粟米羹	鲜玉米	40
		松子仁	5
		淀粉	3
	食用油	色拉油	15
加餐	香蕉	—	150
	饼干	面粉	25
晚餐	紫米馒头	紫米粉	10
		面粉	40
	菠菜豆腐汤	菠菜	60
		豆腐	100
	蚝油生菜	生菜	300
	酱猪肝	猪肝	50
	食用油	色拉油	10
加餐	酸奶	—	100
	燕麦	—	25
	橙子	—	50

说明：本食谱适合轻体力身体活动孕早期妇女，各种食物量均为可食部生重。

孕中期一天食谱举例

	名称	配料	重量（克）
早餐	面包	面粉	100
	鸡蛋	—	60
	牛奶	纯牛奶	250
	蒸土豆	土豆	25
加餐	香蕉	—	100
	核桃	—	10
	全麦面包	全麦面粉	25
午餐	米饭	大米	125
	红烧黄花鱼	黄花鱼	20
	肉片炒双花	菜花	100
		西蓝花	100
		牛肉	20
	粟米羹	鲜玉米	40
		松子仁	5
		淀粉	3
	食用油	色拉油	15
加餐	苹果	—	150
	酸奶	—	150
晚餐	紫米馒头	紫米粉	25
		面粉	50
	番茄紫菜汤	番茄	50
		紫菜	10
	蚝油生菜	生菜	300
	烧鸡块	鸡肉	50
	酱猪肝	猪肝	10
	八宝粥	杂粮	30
		大米	5
	食用油	色拉油	10
加餐	豆浆	豆浆	250
	燕麦	—	25
	酸奶	—	100

说明：本食谱适合轻体力身体活动孕中期妇女，各种食物量均为可食部生重。

孕晚期一天食谱举例

	名称	配料	重量（克）
早餐	鸡丝青菜面	面粉	40
		鸡丝	10
		青菜	30
	鸡蛋	—	60
	食用油	色拉油	5
加餐	肉松面包	面包	20
		肉松	5
	香蕉	—	50
	鲜枣	—	50
	酸奶	—	150
午餐	米饭	大米	100
	牛肉豆皮	豆腐皮	20
		牛肉	40
	芝麻菠菜	菠菜	150
		芝麻	10
	粟米羹	鲜玉米	40
		松子仁	5
		淀粉	3
	蒸土豆	土豆	25
	食用油	色拉油	10
加餐	苹果	—	100
	酸奶	—	100
晚餐	紫米馒头	紫米粉	25
		面粉	30
	海带豆腐汤	海带	30
		豆腐	100
	清炒虾仁黄瓜	虾仁	100
		黄瓜	200
	酱猪肝	猪肝	25
	食用油	色拉油	10
加餐	牛奶燕麦粥	牛奶	250
		燕麦	25
	开心果	—	10
	猕猴桃	—	50

说明：本食谱适合轻体力身体活动孕晚期妇女，各种食物量均为可食部生重。

四、乳母的膳食建议

哺乳期妇女不仅要分泌乳汁、哺育婴儿，还需要逐步补偿妊娠、分娩时营养素的损耗并促进身体各器官、系统功能的恢复，这个阶段要比非哺乳期需要更多营养。

1. 产褥期（产后 42 天内）应保证营养充足，食物多样，但不过量。

2. 每天比平时多吃约 100 克鱼、禽、蛋、瘦肉等富含优质蛋白质的食物，不要吃太多。

3. 每周吃 1~2 次猪肝（约 100 克）或鸡肝（约 50 克）。

4. 每天饮奶 400~500 毫升，同时注意多做户外活动晒太阳，以保证钙的吸收利用。

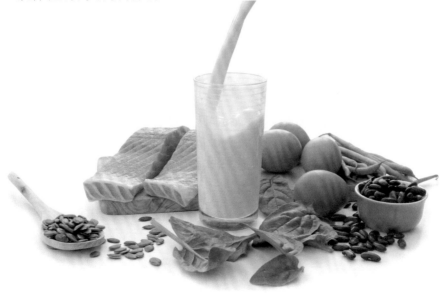

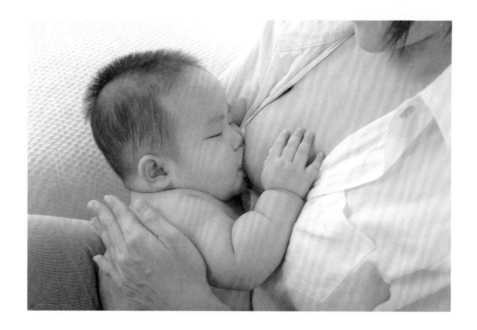

5. 选用碘盐烹调食物，保证乳汁中碘的含量。

6. 多喝汤水利于乳汁分泌，餐前不宜过多，喝汤同时要吃肉，不喝多油浓汤。

7. 保证心情愉悦、睡眠充足，促进乳汁分泌。

8. 坚持哺乳，前 6 个月纯母乳喂养，之后在添加辅食的基础上坚持母乳喂养到 2 岁。

9. 适度进行身体活动，产褥期可做产褥期保健操，6 周后逐渐增加散步、慢跑等有氧运动，每周 4~5 次，逐步恢复适宜体重。

10. 清淡饮食，忌烟酒，避免吸二手烟，不喝浓茶和咖啡。

乳母一天食谱举例

	名称	配料	重量（克）
早餐	馅饼	面粉	50
		虾仁	40
		芹菜	60
	煮鸡蛋	鸡蛋	60
	豆子稀饭	小米	20
		红小豆	10
	拌黄瓜	黄瓜	100
	食用油	色拉油	10
加餐	牛奶	—	150
	水果	苹果	150
午餐	米饭	大米	100
	洋葱炒猪肝	洋葱	100
		猪肝	20
	丝瓜鸡蛋汤	丝瓜	100
		鸡蛋	60
	食用油	色拉油	10
加餐	水果	香蕉	150
	酸奶	—	200
晚餐	芸豆猪蹄汤	猪蹄	50
		芸豆	30
	芹菜香干炒肉	芹菜	150
		香干	25
		猪肉	60
	紫米馒头	紫米粉	20
		面粉	50
	蒸红薯	红薯	80
	食用油	色拉油	5
加餐	牛奶煮燕麦	牛奶	150
		燕麦	10

说明：本食谱适合轻体力身体活动哺乳妇女，各种食物量均为可食部生重。

五、 0~6月龄婴儿的膳食建议

0~6月龄是婴儿生长发育的第一个高峰期，对能量和营养素的需要高于其他任何时期，但婴儿此时消化系统发育尚未成熟，对食物的消化吸收能力及代谢能力较低。

1. 产后尽早让婴儿反复吸吮乳头，确保第一口食物是母乳。

2. 坚持6月龄内纯母乳喂养。纯母乳喂养可满足0~6月龄婴儿生长发育全部营养需要。

3. 产后最初几周内按需喂奶，每天喂奶8~12次，后续逐渐延长喂奶间隔，每天6~8次，逐步做到规律喂养。

4. 新生儿出生后及时补充维生素K，预防新生儿出血性疾病。

5. 纯母乳喂养的婴儿不需要补钙，但需要在出生2周左右开始每天补充维生素D_3 10微克（400IU），以促进钙的吸收。

6. 任何婴儿配方奶粉都不能与母乳媲美，实在不能进行母乳喂养时可选择适合6月龄内婴儿的配方奶粉喂养。

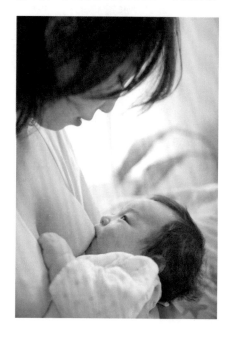

7. 每半月测量一次婴儿的身长和体重。不宜追求身长或体重的参考值上限，维持出生时在群体中的正常分布水平是最佳生长模式。

判断婴儿长得好不好

　　婴儿长得好不好，并不是光看重不重或者长不长就可以，怎么判断呢？

　　有一个值，Z 评分，它是目前综合判断婴儿生长状况的一个最佳指标。

婴儿生长状况判定的 Z 评分界值

Z 评分	年龄别身长 Z 评分	年龄别体重 Z 评分	身长别体重 Z 评分	年龄别 BMI Z 评分
>3	—	—	肥胖	肥胖
>2	—	—	超重	超重
<−2	生长迟缓	低体重	消瘦	消瘦
<−3	重度生长迟缓	重度低体重	重度消瘦	重度消瘦

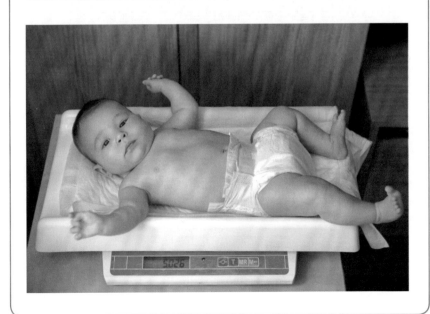

Z值怎么算？一看就懂

◆ **低体重：** 年龄别体重 Z 评分低于 −2 或年龄别体重低于第 3 百分位。

例如，男婴小陶，3 个月，体重 4.7 千克。对照 0~6 月龄男婴年龄别体重 Z 评分（灰色箭头指示）（见图 1），小陶的年龄别体重 Z 评分低于 −2，属于低体重，应定期追踪观察其体重生长状况。（0~6 月龄女婴年龄别体重 Z 评分见图 2。）

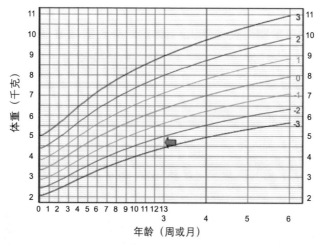

图 1 0~6 月龄男婴年龄别体重 Z 评分

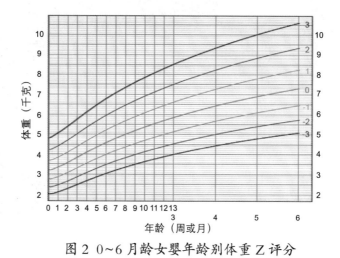

图 2 0~6 月龄女婴年龄别体重 Z 评分

◆ **生长迟缓：** 年龄别身长（高）Z评分低于-2或年龄别身长（高）低于第3百分位。

例如，女婴小萌，3个月，身长55厘米。对照0~6月龄女婴年龄别身长Z评分（灰色箭头指示）（见图4），小萌的年龄别身长Z评分低于-2，她存在生长迟缓的风险，应定期追踪观察其身长生长状况。（0~6月龄男婴年龄别身长Z评分见图3。）

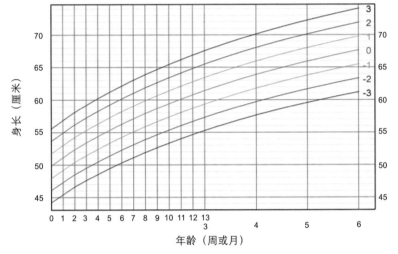

图3 0~6月龄男婴年龄别身长Z评分

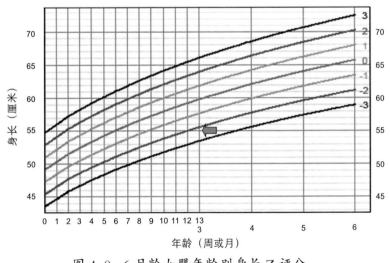

图4 0~6月龄女婴年龄别身长Z评分

◆ **消瘦：**身长（高）别体重Z评分低于−2或身长（高）别体重低于第3百分位。

例如，男婴小亮，4个月，身长65厘米，体重6千克。对照0~6月龄男婴身长别体重Z评分（灰色箭头指示）（见图5），小亮的身长别体重Z评分低于−2，属于消瘦，应定期追踪观察其体重、身长生长状况。（0~6月龄女婴身长别体重Z评分见图6。）

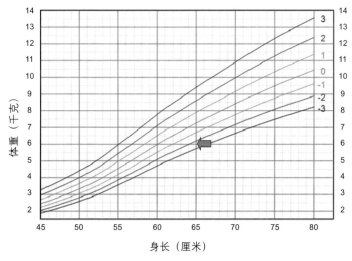

图5 0~6月龄男婴身长别体重Z评分

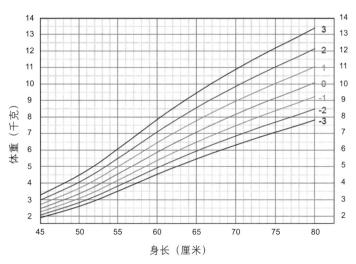

图6 0~6月龄女婴身长别体重Z评分

◆ **超重**：身长（高）别体重 Z 评分大于 2 或身长（高）别体重高于第 97 百分位。年龄别体质指数 Z 评分大于 2 或年龄别体质指数高于第 97 百分位常考虑为超重。

例如，男婴大鹏，3 个月，身长 60 厘米，体重 7.5 千克，那么他的体质指数（BMI）=7.5÷0.6÷0.6 ≈ 20.8。对照 0~6 月龄男婴年龄别 BMI Z 评分（灰色箭头指示）（见图 7），大鹏的年龄别 BMI Z 评分大于 2，属于超重，应定期追踪观察其体重、身长生长状况。（0~6 月龄女婴年龄别 BMI Z 评分见图 8。）

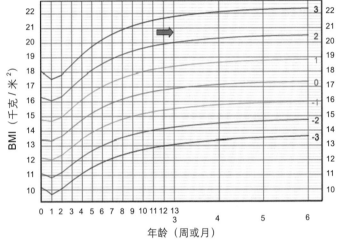

图 7 0~6 月龄男婴年龄别 BMI Z 评分

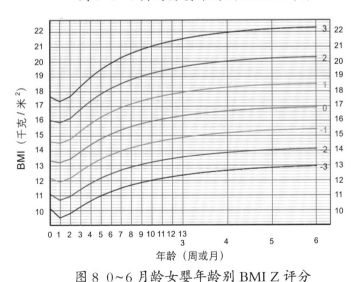

图 8 0~6 月龄女婴年龄别 BMI Z 评分

六、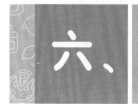 7~24月龄婴幼儿的膳食建议

对于7~24月龄婴幼儿，母乳仍然是重要的营养来源，但随着孩子不断生长发育，单一的母乳喂养已经不能完全满足其对能量及营养素的需求，需要及时添加其他营养丰富的食物。

1. 继续母乳喂养，最好坚持到2岁。

2. 满6个月起添加辅食，母乳、辅食喂养相结合。

辅食添加过程

◆ 从富含铁的泥糊状食物（如强化铁的婴儿米粉）开始逐步添加辅食，由少到多，由稀到稠，由细到粗，由单一到多样，逐步过渡到半固体或固体食物，如烂面、肉末、碎菜、水果粒等。

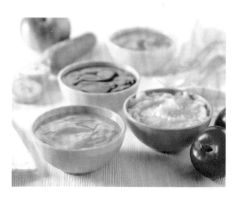

◆ 每加入一种新食物应适应2~3天，观察婴儿是否出现呕吐、腹泻、皮疹等不良反应，适应一种食物后再添加其他新的食物，逐步多样化。如有不良反应须立即停止，待症状消失后再小量开始尝试。如仍有不良反应，应尽快就医咨询。

◆ 适量添加植物油，不加调味品。

◆ 辅食添加次数：一般7~9月龄婴儿每天2次，10~12月龄每天2~3次，13~24月龄每天3次。

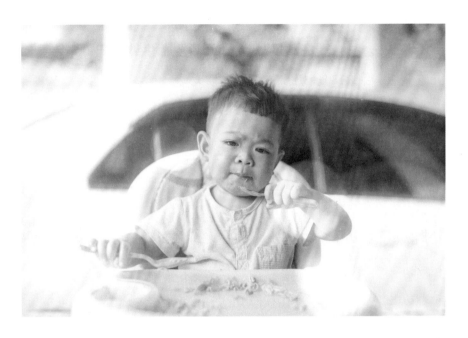

3. 普通奶制品不宜喂给 7~12 月龄婴儿，13~24 月龄可逐渐少量尝试，不能用于代替母乳或配方奶粉。

4. 家长需耐心喂养，鼓励并协助婴幼儿自主进食，培养进餐兴趣，不强迫进食，不在进食时训斥孩子。避免孩子养成边吃边玩、边吃边看电视等不良的饮食习惯。

 顺应喂养"三个一"

◆ 一准备——准备安全、营养的食物。

◆ 一营造——营造良好的进食环境。

◆ 一放手——发挥婴幼儿的主观能动性，让婴幼儿主动进食。

5. 不要用奶瓶吸吮米糊，准备婴幼儿专用餐具，最初由大人喂食，逐渐让婴幼儿尝试使用小勺，培养使用餐具的习惯。

6.优选食材，制作过程注意清洁卫生，生熟分开；不给婴幼儿吃剩饭、剩的冲调奶粉；注意进食环境安全。

7.每3个月测量一次身长、体重、头围等体格生长指标，判断孩子的生长速度，并据此适度调整饮食模式，力求平稳生长。

7~24月龄不同阶段婴幼儿的喂养

不同阶段	喂奶量	哺乳次数	辅食喂养次数	鱼禽肉蛋	谷类、蔬果
7~9月龄	>600毫升/天	4~6次/天	2次/天	1个蛋黄或鸡蛋、50克肉鱼禽	根据婴儿需要
10~12月龄	600毫升/天	3~4次/天	2~3次/天	1个鸡蛋、50克肉鱼禽	谷物一定量、蔬果根据婴儿需要
13~24月龄	500毫升/天	3次/天	3次/天	1个鸡蛋、50~75克肉鱼禽	50~100克谷类、蔬果根据幼儿需要

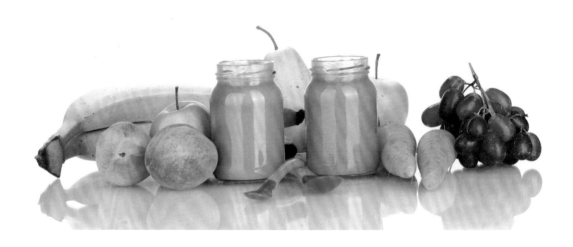

七、学龄前儿童的膳食建议

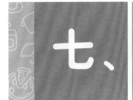

2~5 岁儿童称为学龄前儿童。该阶段是儿童生长发育的关键时期，也是培养良好饮食习惯的关键时期。

1. 每天早、中、晚三次正餐，两正餐间隔 4~5 小时，并至少有两次加餐。

 如何加餐

◆ 加餐与正餐之间间隔 1.5~2 小时。

◆ 加餐食物可选择乳类、蛋类、水果等。

◆ 加餐食物量不宜多，小份加餐。

2. 让孩子学会使用碗、筷、勺等餐具，自主进餐，细嚼慢咽但不拖延，最好在 30 分钟内吃完。

3. 为孩子布置良好的就餐环境，固定就餐座位、不摆放玩具、不看电视，让孩子专心吃饭，不追着喂，不边玩边吃。

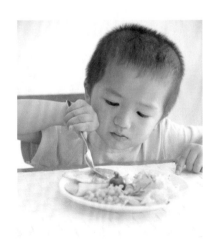

4. 家长应带领孩子认识和尝试多种食物，并言传身教，避免孩子挑食、偏食，不以食物作为奖励或惩罚。

5. 培养饮奶习惯，每天摄入 300~400 毫升奶或相当量的奶制品，保证钙摄入量达到适宜水平。

6. 足量饮水，少量多次，建议每天水的总摄入量（即饮水和膳食中的汤水、牛奶等总和）1300~1600 毫升，不喝或少喝含糖饮料。

7. 可在两餐之间适量吃营养价值高的零食，少选油炸和膨化食品。零食量不能影响正餐，睡觉前半小时不吃零食，吃完零食及时漱口。

零食怎么选

◆ **推荐：**新鲜水果、蔬菜，牛奶、酸奶等乳制品，馍片，面包，鸡蛋，豆制品，原味坚果，等等。

◆ **限制：**果脯，罐头，薯条、薯片等膨化食品，加工类肉制品、饮料、油炸食品、糕点、蛋糕、高盐高糖坚果等高盐、高油、高糖的加工食品。

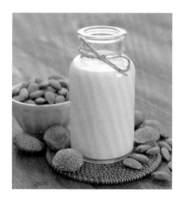

8. 食物应切碎煮烂，合理烹调，注意少油少盐少糖，帮助孩子养成清淡口味。

9. 鼓励孩子参与家庭食物的选择和制作，增加其对食物的认知和喜爱。

10. 每天身体活动时间应累计达到 180 分钟以上。其中，中等及以上强度的身体活动累计不少于 60 分钟，最好是户外活动。

11. 看屏幕时间每天累计不超过 60 分钟，越少越好，连续静坐状态不能超过 1 小时。

孩子学做饭，父母需要牢牢记住几个要点

◆ **多鼓励：**适度的鼓励和表扬，会让孩子保持热情、有积极性和主动性、有自信。要注意，口头上表扬，但对孩子做的饭菜只尝了尝，会让孩子觉得很虚伪。

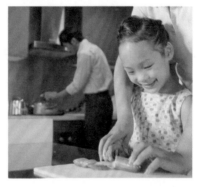

◆ **有耐心：**不要因为孩子一时学不会，就断定他不可教；不要因为孩子做得慢，就接手过来；不要因为孩子总犯同一个错误而恼怒。

◆ **不苛求：**不要求孩子做得完美，因为你不是在培养大厨。只要他在做，慢点、色香味差点又有什么关系呢！

◆ **不武断：**在食物搭配、烹调等方面给孩子自己做决定的机会，孩子的想象力、创造力一点也不比你逊色。让孩子获得敢于尝试的勇气很重要。即使尝试失败，他从错误中学到的东西比你教他十遍记得还牢。再者，尊重孩子，他不是你的复制品。

◆ **不唠叨：**唠叨只会让孩子失去做家务活的热情，失去自信，失去倾听的能力，失去你们之间的坦诚、亲密和信任。

◆ **不怕小伤：**适当的安全教育是必要的，但不能因噎废食。不动手，只享用，才是最可怕的。

八、 学龄儿童的膳食建议

学龄儿童时期不仅是儿童生长发育的关键时期，也是其养成健康生活方式的关键时期，家庭、学校、社会需要在这段时期共同努力，帮助孩子提高健康素养。

1. 家长应带领孩子学习营养知识，认识食物，学习饮食礼仪，参与食物制作，培养合理选择食物、烹调等生活技能。

2. 三餐要定时，两餐间隔 4~6 小时为宜。

3. 每餐需定量。早餐营养充足，建议供能占全天总能量的 25%~30%；午餐吃饱吃好，供能占 30%~40%；晚餐适量，供能占 30%~35%。

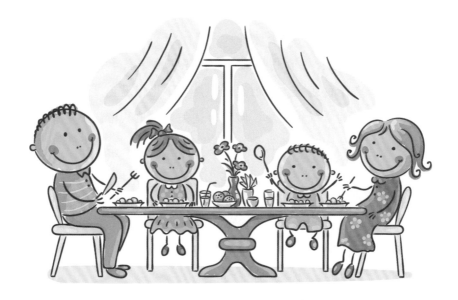

4. 进餐环境轻松愉悦，不在餐桌上批评孩子或讨论影响孩子情绪的话题。

5. 让孩子专心吃饭，不在吃饭时看电视或玩手机。

6. 预防缺铁性贫血，常吃富含铁且容易吸收利用的食物，如动物血、肝脏、瘦肉等。同时多吃富含维生素C的新鲜蔬菜和水果，促进铁的吸收利用。

7. 常吃鱼虾贝类，尤其深海鱼，有助于维持大脑正常运转，提高思维能力和记忆力。

8. 每日摄入300克以上的奶或相当量的奶制品。

 相当于300克奶的奶制品是多少

300克液态奶 =30克奶酪 =300克酸奶 =37.5克奶粉。

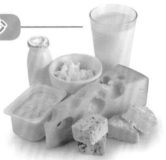

9. 主动足量饮水，少量多次，白开水最好，不喝或少喝含糖饮料。

 饮水推荐

◆ 6岁儿童每天800毫升。

◆ 7~10岁儿童每天1000毫升。

◆ 11~13岁男生每天1300毫升，女生每天1100毫升。

◆ 14~17岁男生每天1400毫升，女生每天1200毫升。

◆ 每个课间100~200毫升。

◆ 闲暇时每小时100~200毫升。

10. 两餐之间适当选择新鲜水果、奶制品、坚果等营养丰富的食物作为零食，不可影响正餐，少吃高盐、高油、高糖零食；睡觉前半小时不吃零食，吃零食后及时刷牙或漱口。

11. 儿童禁止饮酒。

12. 适宜的体重增长是健康的体现，不盲目节食，不偏食挑食，不暴饮暴食。

13. 保证活动时间，每天至少 60 分钟中高强度活动，每周至少进行 3 次高强度活动（如快跑、游泳等），3 次抗阻力运动（如仰卧起坐、俯卧撑、引体向上等）和骨质增强型运动；增加户外活动。

14. 减少静坐时间，课间动一动，看电子屏幕时间每天不超过 2 小时，越少越好。

15. 保证充足睡眠，小学生每天至少 10 小时，初中生每天至少 9 小时，高中生每天至少 8 小时。

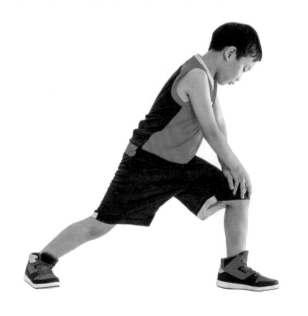

九、老年人的膳食建议

随着年龄的增长，老年人的器官功能逐渐衰退，容易发生代谢减慢和紊乱，能量需要量减少，但各种营养素供给量不能减少。

1. 食物种类要充足，每天平均摄入 12 种及以上的食物。

2. 保持每天食物总量基本不变，少食多餐，定时定量，可三次正餐和两次加餐，或者三次正餐和三次加餐。

3. 选择易消化的食物，颗粒要小，煮软焖烂，烹调多采用炖、煮、蒸、烩、焖等方法，少煎炸和熏烤。

4. 饮食清淡，每天摄入盐不超过 5 克，烹调油不超过 25 克，建议采用定量油壶和盐勺来控制油盐用量。

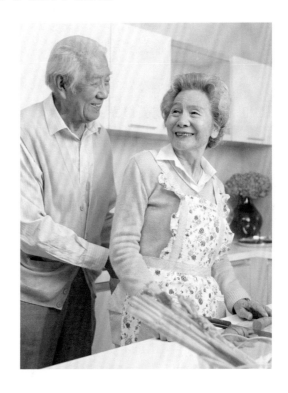

5. 主动足量饮水，少量多次，每次 50~100 毫升，每天 1500~1700 毫升为宜。

6. 注意细嚼慢咽，睡前一小时内不建议进食。

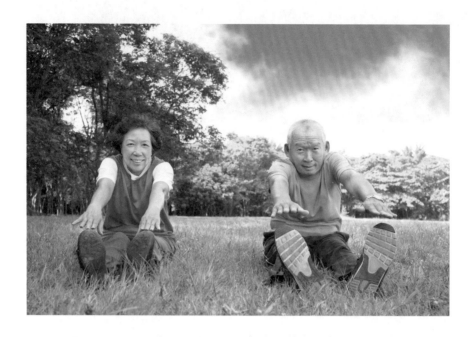

7. 合理利用营养强化食品（如强化钙的面包、强化维生素和矿物质的奶粉等），在医生的指导下选用营养素补充剂。

8. 维持健康体重,定期称量,以体质指数 BMI 不低于 20 为好。

9. 保证主食摄入，适量摄入鱼禽肉蛋，特别是瘦肉、动物肝脏和动物血，多吃新鲜蔬菜、水果，饭前饭后一小时不喝浓茶和咖啡，预防缺铁性贫血，合理选择铁强化食品或营养素补充剂。

10. 每天保证奶的摄入（喝奶 300 克或相当量的奶制品），并多晒太阳补充维生素 D，预防骨质疏松。

11. 吃动平衡，保持适宜体重。常吃红肉、奶类，多吃海鱼、海藻，每天保证一定量的大豆和豆制品来补充优质蛋白。增加步行、慢跑、跳舞、太极拳等户外活动，加强肌肉锻炼，有效预防肌肉萎缩。

12. 预防便秘。

● 养成定时排便的习惯。

● 适当进食全谷物等膳食纤维含量比较高的食物。如果胃肠道功能特别弱，可以多吃蔬菜、水果、菌藻类等水溶性纤维含量比较高的食物，如南瓜、西红柿、苹果、香蕉、海带等。

● 多喝酸奶，维持健康的肠道菌群平衡。

● 适当增加核桃、芝麻、葵花子等坚果的摄入量。

● 尽量通过饮食改善便秘症状，最好不要经常吃药，以免产生药物依赖。

膳食纤维知多少

膳食纤维：指在人体小肠中不被消化吸收而在大肠中能完全或部分被微生物发酵利用的植物性食物成分、糖类及其类似物的总称。根据其溶解性分为不溶性和水溶性膳食纤维。

◆ 不溶性膳食纤维：主要包括纤维素、半纤维素、木质素等。能够填充胃肠腔，刺激肠壁蠕动，增加粪便含水量，降低粪便硬度，促进排便。来源丰富，包括谷类、薯类、豆类、蔬菜、水果等。

◆ 水溶性膳食纤维：主要包括果胶、树胶、部分半纤维素、低聚糖等。能够降低血糖水平，降低血液中胆固醇含量，清除外源性有毒物质，如亚硝酸盐、重金属离子等。主要来源有燕麦、大麦、水果和一些豆类。

膳食纤维有什么好处

◆ 膳食纤维到了胃里以后，因为吸收水分，在胃里体积变大，就会让人觉得饱，这样可以使我们不会吃很多的食物。

◆ 膳食纤维体积增大，胃排空时间就延长，这样食物进入小肠的速度就可以放慢。食物的许多营养物质，特别是葡萄糖是在小肠吸收的，如果食物由胃排空到小肠的时间延长，对葡萄糖的吸收速度就会减慢，这样餐后的血糖就不会升高很多。

◆ 膳食纤维是一种不能被小肠消化吸收的物质。它到了小肠以后，还可以吸附食物里含有的脂肪、胆固醇，就可以减少小肠对它们的吸收，所以对调整血脂也有很好的帮助。

◆ 膳食纤维不能被小肠吸收，到了结直肠会被分解，分解产物有利于肠道的有益菌增殖，抑制有害菌，对肠道菌群调节非常有好处。

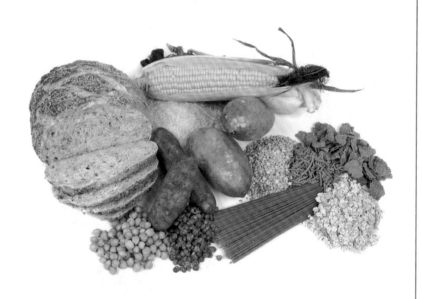

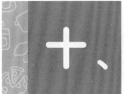

最有效、最安全、最持久的控制体重方法：低能量平衡饮食＋运动＋健康生活方式。

 肥胖的判定标准

以体质指数（BMI）为依据对成人体重分类：BMI ≥ 28.0 为肥胖；24.0 ≤ BMI < 28.0 为超重；18.5 ≤ BMI < 24.0 为体重正常；BMI < 18.5 为体重过低。

中心型肥胖可以腰围直接判定：85 厘米≤男性腰围＜ 90 厘米，80 厘米≤女性腰围＜ 85 厘米，为中心型肥胖前期；男性腰围 ≥ 90 厘米，女性腰围 ≥ 85 厘米，为中心型肥胖。

 肥胖的危害

增加高血压、2 型糖尿病、血脂异常、高尿酸血症、脑卒中、胆囊炎、肿瘤、骨关节病等多种疾病的风险。

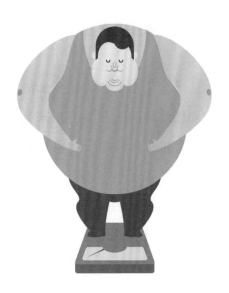

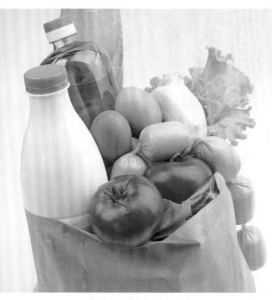

1. 低能量平衡饮食

低能量平衡饮食就是适当减少碳水化合物,保证充足不过量的蛋白质,减少脂肪尤其是富含饱和脂肪酸脂肪的摄入量, 增加膳食纤维, 保证足够的维生素和矿物质,控制食盐摄入量,严格限制含酒精的食物。

每天食物的选择:

● 适当减少碳水化合物。

主食 150~250 克, 尽量用全谷类食物作为主食,多选择粗杂粮,如荞麦、玉米、燕麦、高粱等。

● 保证充足的蛋白质。

鸡蛋每天不超过 1 个。

每天 1 杯奶(250 毫升),选择低脂或脱脂奶。

每天选择非油炸大豆制品 50~100 克。

● 减少脂肪尤其是饱和脂肪酸脂肪的摄入量。

尽量选择脂肪含量少的水产品、禽肉或瘦肉 50~100 克, 不吃肥肉。

选择含单不饱和脂肪酸的橄榄油、菜籽油、茶籽油以及含多不饱和脂肪酸的大豆油、玉米油、花生油等。

● 增加膳食纤维、维生素和矿物质。

每天蔬菜不少于 500 克, 多选用糖类含量少的新鲜蔬菜, 如白菜、菠菜、油菜、冬瓜、西红柿、黄瓜等。土豆、藕等须限量, 如果摄入此类蔬菜, 就要适量减少主食的摄入量。

在餐前或两餐之间吃水果,可适当多食,不要饱餐后吃。

● 注意清淡饮食。

每天食盐摄入量不超过 5 克，控制含添加糖食物的摄入量，如含糖饮料、各种糕点、蜜饯等。

2. 积极运动

● 一般人群每周至少进行 5 天活动，每天至少保证 30 分钟中高强度的身体活动，肥胖人群要逐渐、适量增加每次活动时间，提高活动强度。

● 倡导大肌肉群参与的有氧运动为主，辅以抗阻运动，如骑自行车、游泳、俯卧撑、哑铃操、球类运动等。

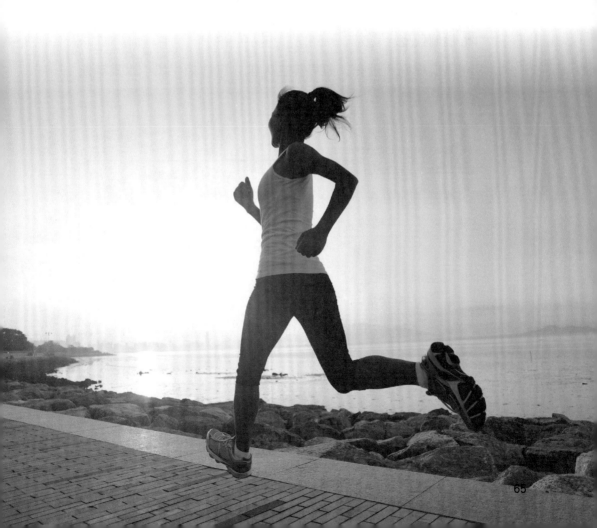

3. 建立良好的生活方式

● 坚持吃早餐。

● 一日三餐,七八分饱。

● 定时定量,饮食规律。

● 清淡饮食, 低盐低油低糖。

● 细嚼慢咽, 减慢吃饭速度。

● 两餐间不吃高能量零食。

● 多喝白开水, 不喝含糖饮料。

● 限制饮酒。

● 睡前最好不进食, 如果实在太饿, 可选择牛奶、水果等能量比较低的食物。

提 示

吃饭吃到有满足感、不饿也不饱但是还能吃、还想再吃时, 就要停止, 赶紧离开饭桌, 这就是七八分饱。如果七八分饱很难控制, 可以调整进食顺序, 先吃水果和蔬菜, 然后吃主食, 最后吃肉类。

高能量零食种类

◆ 高脂肪食品:油条、炸糕、油饼、炸鸡、薯条、薯片、桃酥、麻花、黄油等。

◆ 坚果类:每天可以控制在10克 (瓜子1小把/核桃2个/花生米1小把) 以内。

◆ 加工肉制品:火腿、熏肉、腊肉等。

◆ 高糖食品:含糖饮料、甜点、冷饮、糕点、糖果、红糖、白砂糖、蜜饯等。

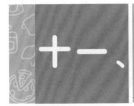

十一、糖尿病人群的膳食建议

合理饮食是控制糖尿病的基本措施之一。

1. 控制总能量，维持能量平衡，保持标准体重

第一步：计算标准体重。

标准体重（千克）＝实际身高（厘米）－ 105

第二步：判断体型。

BMI	超重／肥胖	正常	消瘦
计算公式： 体重（千克）／ 身高（米）^{2}	超重：≥ 24.0 肥胖：≥ 28.0	18.5~23.9	<18.5

第三步：计算每天需要的总能量。

每天需要的总能量＝标准体重（千克）× 体重类别的能量(千卡／千克)。

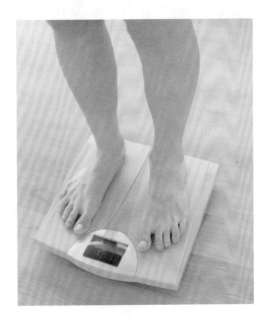

不同体力劳动强度的能量需要量

劳动强度	举例	所需能量（千卡／千克·天）		
		消瘦	正常	超重／肥胖
卧床		20~25	15~20	15
轻	办公室职员、教师等	35	30	20~25
中	学生、司机、外科医生等	40	35	30
重	农民、建筑工、舞蹈演员等	45~50	40	35

第四步：把总能量转换成具体食物。

不同能量饮食内容举例

能量（千卡）	主食类（克）	蔬菜类（克）	鱼肉类（克）	乳类（毫升）	植物油（汤勺）
1000	150	500	100	220	1
1200	200	500	100	220	1.5
1400	225	500	150	220	1.5
1600	250	500	200	220	1.5
1800	300	500	200	220	2
2000	350	500	225	220	2

说明：各种食物量均为可食部生重。

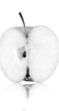

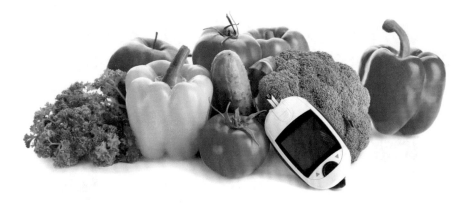

2. 合理选择食物

● 每天摄入蔬菜超过 500 克，以富含膳食纤维的蔬菜为主，如芹菜、韭菜、西蓝花、其他绿叶蔬菜、西红柿等。

● 每天摄入水果 150~200 克，最好选择低糖水果，如柚子、草莓、柠檬、杨梅、桃等。含糖量高（>15%）的水果（如枣、椰肉、香蕉等）要少吃或不吃。

● 每天摄入 25 克大豆或相当量的豆制品。

25 克大豆＝ 292 克豆浆＝ 95 克北豆腐＝ 154 克南豆腐＝ 41 克豆腐丝＝ 59 克豆腐干＝ 175 克内酯豆腐＝ 16 克腐竹。

● 每天摄入主食 250~300 克，肥胖者应为 150~200 克。多选择低血糖生成指数的谷薯类，如全谷类食物（如紫米、玉米、高粱米、麦粒等）、杂豆（如红豆、绿豆、芸豆、蚕豆等）、薯类（如山药）等。

● 减少脂肪摄入量，脂肪供能占总能量的 25%~30%。限制饱和脂肪酸高的油脂，如黄油、奶油、猪油、牛油、羊油、鸡油、鸭油、棕榈油、椰子油、可可籽油等。推荐多种植物油交替使用，如大豆油、菜籽油、橄榄油等。减少含反式脂肪酸食物的摄入量，如奶油蛋糕、各种糕点、饼干、油炸食品、乳酪产品、花生酱等。

● 保证摄入的蛋白质质优量足。肉类以鱼虾等水产品、禽肉为佳，畜肉尽量吃瘦肉。每天摄入肉、鱼、虾、蛋 150~200 克，奶或其制品 100~200 克。

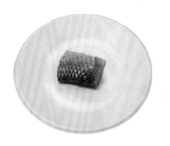 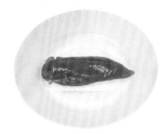 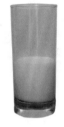

50 克鱼肉　　　　　　50 克鸡肉　　　　　　100 毫升奶

● 通过食物互换做到食物多样。互换的原则：同类食物互换、等能量值互换。如 150 克的柿子和 200 克的梨或者苹果互换；大豆和相当量的豆制品互换；牛奶与酸奶、奶酪互换；面粉、大米可与杂粮、杂豆互换。

● 注射胰岛素或容易出现低血糖的患者，应在三餐之间增加两次加餐，但保持全天摄入总能量不变，即从三次正餐中匀出一部分食品留做加餐，加餐可以用低糖水果、鸡蛋、豆制品等对血糖影响较小的食物。

3. 养成良好习惯

● 定期监测血糖水平。

● 少量多餐，定时定量。

● 每天食盐摄入量不超过 5 克。

● 戒烟限酒，避免空腹饮酒。

● 适量运动，建议进餐后进行中低强度运动（如散步）半小时，避免晨起空腹运动。

一天食物举例

◆ 肉类食物每天选 1 份。

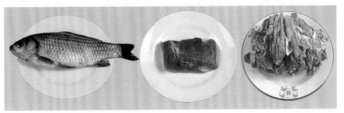

◆ 谷类食物每天 2~3 份。

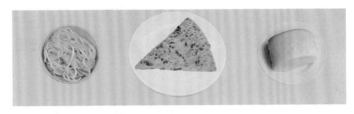

◆ 豆、奶、蛋每天各 1 份。

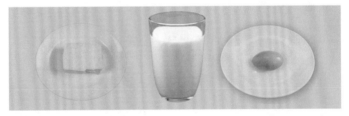

◆ 蔬菜每天 3 份以上。

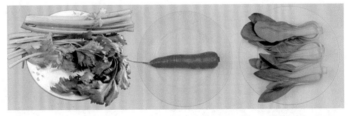

◆ 水果每天 1 份。

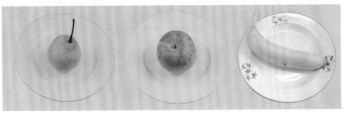

十二、高血压人群的膳食建议

改变生活方式，培养健康饮食习惯对于控制和改善高血压症状至关重要。

1. 控制体重，预防肥胖。体质指数（BMI）不超过 24，成年人腰围 ≥ 85/80 厘米（男/女）提示应控制体重，腰围 ≥ 90/85 厘米（男/女）应减重。

2. 减少食盐摄入，每天不超过 5 克。减少高盐调味品，如酱油、蚝油、豆酱、味精、沙拉酱等。

3. 少吃腌制食品和加工食品，如咸菜、腌肉、咸鸭蛋、咸鱼等。

4. 购买食品时看营养成分表，买含钠低的食品。

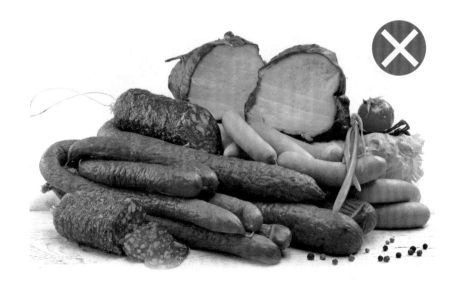

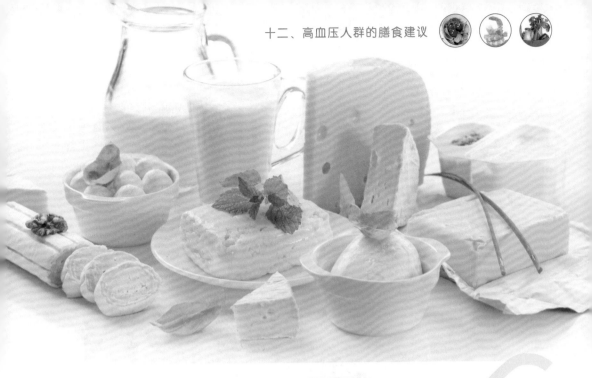

5. 增加钙、镁、钾的摄入，对抗钠对人体的不利作用。

6. 每天摄入鱼虾类25~50克，禽肉25~50克，蛋类25~50克，少吃或不吃肥肉和动物内脏。

7. 每天摄入奶或奶制品200~300克，尽量选择低脂或脱脂奶。

提 示

富钙食物：奶及奶制品、海产品、豆类及其制品。

富镁食物：糙米、小米、鲜玉米、荞麦、燕麦、黄豆、豌豆、油菜、茄子、萝卜、葡萄、香蕉、坚果类、海产品类等。

富钾食物：瘦肉、鱼类、海产品、芹菜、油菜、西红柿、土豆、海带、黄瓜、芋头、茄子、香菇、平菇、香蕉、桃、葡萄干等。

8. 适量摄入大豆或者豆制品，不宜食用腐乳、豆豉、臭豆腐等含钠比较高的发酵食物。

9. 增加新鲜蔬菜、水果的摄入。每天摄入蔬菜500克，至

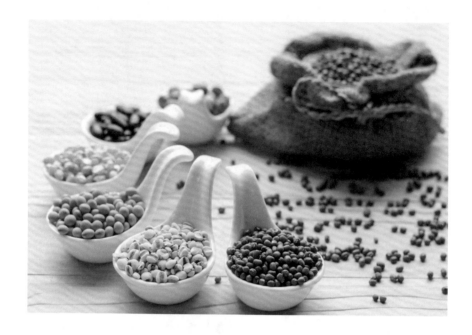

少 3 种，最好 5 种以上，首选深色、叶类蔬菜；水果每天至少 200 克，最好 2 种以上。

10. 限制油脂摄入量。首选植物油，每天控制在 25 克以下。不提倡用椰子油、棕榈油等饱和脂肪酸含量高的油脂。

11. 少吃或不吃油炸食品（如油条、炸糕）以及含反式脂肪酸的食品（如蛋糕、点心等）。

12. 每天吃谷类 150~400 克，其中 1/3~1/2 为粗杂粮。

13. 足量饮水，每天不少于 1500 毫升，少量多次。以白开水为主，也可选择淡茶、矿泉水。

14. 不建议饮用浓茶和浓咖啡，最好不喝含糖饮料，少食辛辣刺激性食物，限酒。

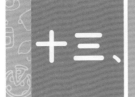

十三、血脂异常人群的膳食建议

营养膳食是影响和调节血脂代谢的最重要因素，血脂异常类型不同，其膳食建议也有所不同。

1. 单纯高胆固醇血症（血清甘油三酯水平正常，仅血清胆固醇高于正常）

● 控制能量摄入，保持理想体重。

● 限制高胆固醇食物，如动物内脏、鱼子、蟹黄、蛋黄（每周不超过 3 个）等。

● 限制脂肪摄入，提倡用植物油作为烹调用油，限制肥肉、猪皮、鸡皮等富含饱和脂肪酸动物油脂的摄入量。

● 适量蛋白质，可由瘦肉、禽类（去皮）、鱼类、脱脂奶、豆制品等提供。

● 常吃新鲜的蔬菜、水果，常吃粗杂粮。

● 限制饮酒。

● 经常运动。

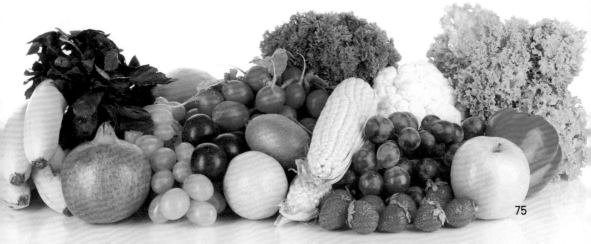

2. 单纯高甘油三酯血症（血清胆固醇水平正常，仅血清甘油三酯高于正常）

● 控制能量摄入，保持理想体重。

● 限制主食摄入量，适当多吃粗杂粮。

● 少吃甜食，如含糖饮料、糕点、糖果等。

● 少吃富含胆固醇的食物。

● 减少膳食中饱和脂肪酸、反式脂肪酸的摄入量，代之以单不饱和脂肪酸脂肪。少吃动物脂肪、糕点、冰激凌等，多吃鱼类，尤其是深海鱼。

● 适当增加蛋白质的摄入量，特别是大豆蛋白。

● 不宜饮酒。

● 其他项可参考单纯高胆固醇血症饮食原则。

3. 混合型血脂异常（血清胆固醇、血清甘油三酯水平高于正常）

● 控制能量摄入，保持理想体重。

● 控制碳水化合物摄入量，少吃甜食。

● 限制富含胆固醇和动物脂肪食物的摄入。

● 多吃蔬菜、水果、谷物、豆制品等富含膳食纤维的食物。

● 限制饮酒。

4. 低高密度脂蛋白血症（高密度脂蛋白水平低于正常）

● 控制能量摄入，保持理想体重。

● 限制饮酒。

● 增加运动。

● 其他参考单纯高胆固醇血症饮食原则。

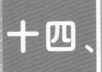

十四、冠心病人群的膳食建议

冠心病与膳食中脂肪的质量和数量、多不饱和脂肪酸与饱和脂肪酸之比、胆固醇、磷脂、能量，以及维生素、膳食纤维等密切相关。

1. 控制总能量摄入

以维持理想体重为宜，若超重、肥胖，应减少能量摄入。

2. 控制脂肪摄入量

脂肪提供的能量占总能量的比例不应超过 30%，烹调植物油每天摄入量不超过 20 克。

3. 选用优质蛋白

● 大豆及其制品（如豆浆、豆腐脑、豆腐、豆干等）每天摄入量以 25 克为宜。

● 饮奶最好选低脂奶或脱脂奶，每天摄入量以 250 克为宜。

● 每天摄入不超过 100 克的肉蛋禽类食物，鸡蛋最好为煮鸡蛋或者蒸鸡蛋。

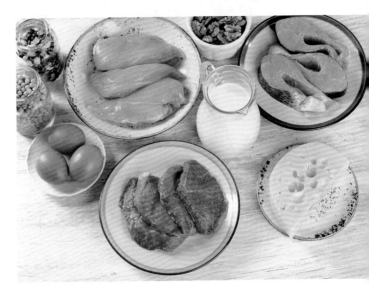

4. 主食限量

● 宜选用谷薯类等复合碳水化合物。

● 肥胖者应限制主食，每天摄入量为 150~200 克，可吃些粗粮。

● 应限制单糖和双糖含量高的食品，如甜点心、各种糖果、冰激凌、巧克力、蜂蜜等。

5. 摄入充足的维生素和矿物质

● 每天进食新鲜蔬菜约 500 克，水果约 200 克。

● 不提倡服用单一或复合营养素补充制剂。

6. 清淡饮食

每天食盐的摄入量不得超过 5 克，包括酱油、咸菜中的含盐量。

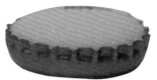

5 克盐

什么食物富含优质蛋白

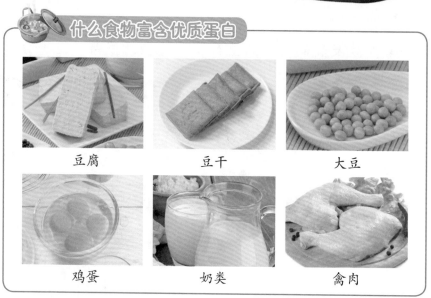

| 豆腐 | 豆干 | 大豆 |
| 鸡蛋 | 奶类 | 禽肉 |

十五、骨质疏松人群的膳食建议

通过补充蛋白质、钙、维生素 D，同时增加户外活动时间，可有效防治骨质疏松。

1. 多吃富含钙的食物，如牛奶、鱼类、豆类、坚果等。骨质疏松高危人群每天钙的摄入量应达到 1000 毫克。（100 克奶的钙含量约为 110 毫克。）

2. 补充富含维生素 D 的食物，如牛奶、鸡蛋、沙丁鱼、青鱼等。也可以适量服用鱼肝油，但不能过量；适当增加晒太阳时间。

3. 适当增加富含磷的食物，如瘦肉、禽、蛋、鱼、坚果、海带、紫菜、豆类等。

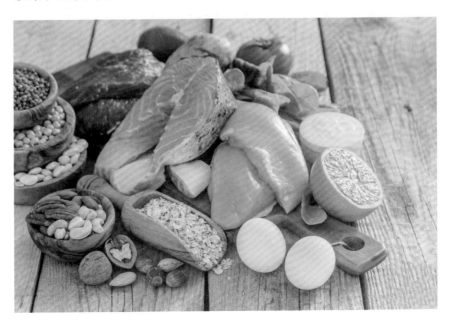

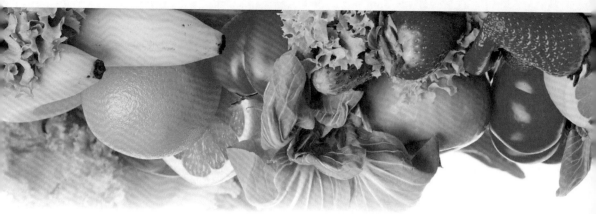

4. 摄入足够蛋白质，保证每天每千克体重摄入 1.0 克，个别老年人可达 1.2~1.5 克。

5. 主食可粗细搭配，粗粮不宜过多，以免影响钙和磷的吸收。

6. 多吃蔬菜和水果。含草酸高的蔬菜可焯水后再烹调，减少对钙吸收的影响。

7. 避免盐摄入过量，少吃含盐量高的食物，如酱菜、腊肉、薯片等。

8. 不酗酒，少喝咖啡、碳酸饮料。

 骨质疏松高危人群

◆ 绝经后妇女。

◆ 65 岁以上老人。

◆ 30~50 岁男性。

◆ 有骨质疏松家族史人群。

◆ 膳食缺乏维生素 D 人群。

◆ 服用其他药物影响钙和维生素 D 吸收的人群。

◆ 有吸烟，酗酒，饮用过量浓茶、咖啡和碳酸饮料等不健康生活方式的人群。

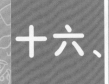

十六、痛风人群的膳食建议

痛风是一种代谢性疾病，与嘌呤代谢紊乱和（或）尿酸排泄减少所致的高尿酸血症直接相关。膳食与痛风的发生无直接关系，但痛风患者应在饮食上加以控制，减轻症状。

1. 保持适宜体重，肥胖者应合理减重，以每星期减少 0.5 千克为宜。

2. 饮食清淡少油，每天不超过 5 克食盐，选用植物油作为烹调用油，每天用量控制在 20~25 克。不吃或少吃肥肉、禽肉皮、煎炸食物和加工肉制品。

3. 主食充足，米面搭配，以细粮为主。

4. 肉蛋奶豆要适量。优先选用蛋类、奶类；限量吃肉、鱼、禽类和干豆类食物，肉、禽类可少量经煮沸弃汤后食用；偶尔少量食用豆腐、豆浆等豆制品。

5. 避免食用动物内脏、海鲜、浓肉汤等高嘌呤的食物。菠菜、豆类、豆角、菌类也应少吃。

6. 多吃新鲜蔬菜、水果，每天摄入 500 克蔬菜、200 克水果。

7. 多饮水，每天摄入量在 2000 毫升以上，也可适当饮用苏打水，促进尿酸的排泄。

8. 禁酒，尤其是啤酒。

食物嘌呤含量分类

含嘌呤量高的食物

（每100克食物含嘌呤100~1000毫克）——少吃或不吃！

动物内脏、肉馅、肉汁、肉汤、鲭鱼、凤尾鱼、沙丁鱼、鱼卵、小虾、淡菜、鹅、酵母。

含嘌呤量中等的食物

（每100克食物含嘌呤75~100毫克）——限量食用，每月不超过1次，每次不超过50克。

鲤鱼、鳕鱼、大比目鱼、鲈鱼、梭鱼、贝壳类海鲜、鳗鱼、鳝鱼、熏火腿、猪肉、牛肉、牛舌、小牛肉、兔肉、鸭、鸽子、鹌鹑、野鸡、火鸡。

含嘌呤量较低的食物

（每100克食物含嘌呤少于75毫克）——可少量食用，每周不超过1次，每次不超过50克。

青鱼、鲱鱼、鲑鱼、鲥鱼、金枪鱼、白鱼、龙虾、蟹、牡蛎、火腿、羊肉、牛肉汤、鸡、熏肉、芦笋、四季豆、青豆、豌豆、菜豆、菠菜、蘑菇、干豆类、豆腐。

含嘌呤量很低的食物

——可食用！

大米、小麦、小米、荞麦、玉米面、精白粉、富强粉、通心粉、面条、面包、馒头、苏打饼干、黄油小点心、白菜、卷心菜、胡萝卜、芹菜、黄瓜、茄子、甘蓝、莴笋、南瓜、西葫芦、西红柿、山芋、土豆、各种水果、蛋、乳类（鲜奶、炼乳、奶酪、酸奶）。

十七、癌症人群的膳食建议

对于一般癌症患者，提倡少食多餐，加强营养支持，增强抵抗力。增加有抗氧化作用的维生素和矿物质的摄入量，如维生素A、维生素C、维生素E、锌、硒等。

1. 选择高能量、高蛋白、高维生素、高膳食纤维、低脂肪食物，增强机体抗癌能力，如鲜鱼、牛奶、禽肉、蛋、豆制品、蔬菜、水果等。

2. 适当多吃富含维生素A的食物，如动物肝脏、鱼肝油、鱼卵、全脂奶等。

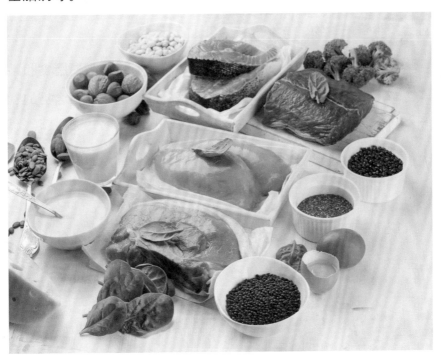

3. 多吃富含维生素 C 的新鲜蔬菜、水果，尤其是深绿色或者红黄色的蔬果。

4. 适当增加富含维生素 E 的植物油、坚果、麦胚、种子类和豆类。

5. 常吃富含锌的贝壳类海产品（如牡蛎、蛏子、扇贝等）、红肉类、动物内脏等，以及富含硒的鱼子酱、海参、牡蛎、蛤蜊、猪肾等食物。

6. 控制碳水化合物的摄入量，控制或减少精制糖的摄入量。

7. 少食多餐，适当运动，减少胃肠道的负担并有利于食物的消化吸收。

8. 经常变换食物品种，适当添加调味品，增加食欲。

9. 对张口或吞咽困难者，应给予剁碎、煮烂的软食，必要时可给予半流质食物。

10. 腹泻者在服用止泻药物的同时，应摄入高蛋白膳食和某些含水溶性纤维素的食物。注意增加液体摄入量以及富含钾的食物，如香蕉、樱桃、南瓜、羽衣甘蓝、竹笋等。

11. 最好不吃腌制食品、高度精加工食品、霉变食品、烧烤食物、刺激性食物，戒烟限酒。

12. 保持适宜、稳定的体重。

13. 化疗用药间歇期应补充营养，增强治疗效果。

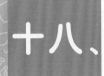

十八、发热人群的膳食建议

本节内容所讲"发热"，主要是针对感冒引起的短期发热，俗称发烧，是机体的一种防御反应。此时机体代谢很快，体温升高，心跳和呼吸加快，对各种营养素的需求增加。

1. 增加能量摄入，满足机体较高的基础代谢需求。

2. 增加肉、蛋、鱼、奶等高蛋白和优质蛋白食物的摄入，恢复机体抵抗力。

3. 补充维生素 C 含量高的新鲜水果和蔬菜，增强患者机体免疫力，发挥维生素 C 抗炎和抗氧化的作用。

4. 足量饮水并补充淡盐水或者电解质饮料，补充发热出汗造成的水分和矿物质（如钠、钾）的丢失。

5. 食物应清淡易消化。在没有其他疾病饮食禁忌的情况下，可适当增加食盐用量，补充因发热出汗而丢失的钠、钾，也能促进患者食欲。

特别注明

　　由其他原因引起的发热，如感染、药物、肿瘤、自身免疫性疾病、内分泌疾病等，须到正规医院诊治，遵医嘱。

十九、便秘人群的膳食建议

通过改善生活习惯和饮食方式可有效缓解便秘。

1. 食物多样,谷类为主,粗细搭配,增加薯类,建议每天全谷物和杂豆类 50~150 克,薯类 50~100 克。

2. 多吃蔬菜、水果,增加膳食纤维的摄入量,每天摄入蔬菜不少于 500 克,水果 100~200 克。

> **提示**
>
> 对于肠道肿瘤或炎性粘连等造成的梗阻引起的便秘,在解除肠道梗阻前,不能摄入粗纤维食物。

3. 主动饮水,少量多次,增加饮水量,如晨起、晚上各 1 杯水,上午、中午、下午各 1~2 杯水。

4. 适量增加烹调油用量,如芝麻油、花生油等;也可以适量增加坚果的摄入量。肥胖患者、高脂血症患者、冠心病患者要慎用此方法。

5. 补充一些富含益生菌的食物,如发酵的奶制品或豆制品等。

 富含膳食纤维的食物

谷薯类:全麦及其制品、燕麦、高粱、大豆、红薯等。

水果类:苹果、香蕉、草莓等。

蔬菜类:魔芋、芹菜、韭菜、白菜、油菜、菠菜、白萝卜等。

二十、腹泻人群的膳食建议

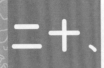

腹泻可导致重症营养缺乏及水、电解质平衡失调。若膳食安排不当，会延长病期，对健康造成极大影响。

1. 膳食应以少油腻、少渣、高蛋白、高能量、高维生素的流质或半流质食物为主，粗纤维较多的蔬菜和粗杂粮要适当减少。

2. 腹泻次数较多时应给予糖盐水口服补液，提供细软少油的米汤、稀粥、烂面条以及淡茶水、果汁等食物。这些食物既易于消化吸收，又可补充能量和维生素。

3. 有明显腹痛、大便里有脓血和黏液、每天腹泻超过5次时，应及时就医进行治疗。

4. 加重期，一般宜选择清淡且富含维生素和矿物质的流质食物，如淡果汁、蔬菜汁、稠米汤、浓面汤等。

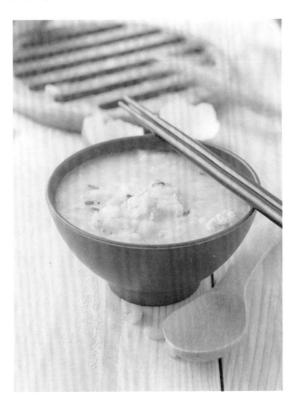

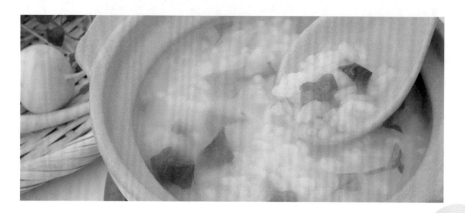

5.减轻期，可进食少油的肉汤、牛奶、豆浆、蛋花汤、蔬菜汁等流质食物。之后逐渐进食清淡、少油、少盐、少渣的半流质食物。

6.恢复期，食物应以细、软、烂、少渣、易消化的软食为主。如果食欲旺盛，可少食多餐。少吃甜食，适量补充淀粉类和富含维生素 C 的食物。

7.慢性腹泻者最好不吃隔夜食物、冷食、油腻食物和辛辣刺激食物。如果有因食物过敏导致腹泻的情况，尽量避免进食这类食物。

提示 1

半流质食物是介于软食和流质食物之间，比软食更为细软，含纤维更少，呈半流体状态的食物。如大米粥、小米粥、汤面条、面片、馄饨、豆腐脑等。

提示 2

软食比正常人吃的食物容易消化，比半流质食物质地稠厚，特点是质地软、易咀嚼。如将各种主食制作成软烂状，将瘦肉制作成肉丝、肉馅或者肉末，蔬菜、水果必要时可以制成菜泥、水果羹等。

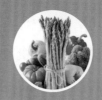

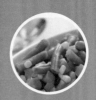

附表 1　378 千焦（90 千卡）能量食物交换表

组　别	类　别	每份重量（克）	蛋白质（克）	脂肪（克）	碳水化合物（克）	主要营养素
谷薯组	谷薯类	25	2.0	—	20.0	碳水化合物、膳食纤维
蔬果组	蔬菜类	500	5.0	—	17.0	无机盐、维生素、膳食纤维
	水果类	200	1.0	—	21.0	
肉蛋组	大豆类	25	9.0	4.0	4.0	蛋白质、脂肪
	奶类	160	5.0	5.0	6.0	
	肉蛋类	50	9.0	6.0	—	
油脂组	坚果类	15	4.0	7.0	2.0	蛋白质、脂肪
	油脂类	10	—	10.0	—	

注：摘自《成人糖尿病患者膳食指导》。

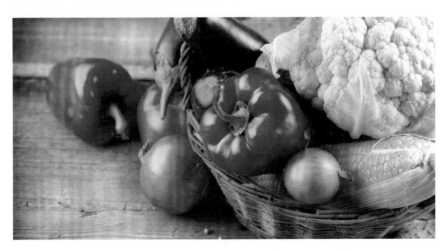

附表 2 等值谷类、薯类食物交换份表

食物（份）	重量（克）	食物（份）	重量（克）
大米、小米、糯米、薏米	25	绿豆、红豆、芸豆、干豌豆	25
高粱米、玉米糁	25	干粉条、干莲子	25
面粉、米粉、玉米粉	25	油条、油饼、苏打饼干	25
混合面	25	烧饼、烙饼、馒头	35
燕麦面、莜麦面	25	咸面包、窝窝头、生面条、魔芋条	35
荞麦面、苦荞面	25	土豆、山药、藕、芋艿	75
各种挂面、龙须面	25	米饭	130
凉粉	300	荸荠	150

注：①每份提供能量 378 千焦（90 千卡），蛋白质 2 克，糖类 20 克，脂肪可忽略不计。②摘自《成人糖尿病患者膳食指导》。

附表 3 等值豆类、乳类食物交换份表

食物（份）	重量（克）	食物（份）	重量（克）
全脂奶粉	20	酸牛奶、淡全脂牛奶	150
豆浆粉、干黄豆	25	豆浆（黄豆重量1份，水8份磨浆）	400
脱脂奶粉	25	牛奶	245
嫩豆腐（南豆腐）	150	北豆腐	100
豆腐丝、豆腐干	50	油豆腐	30

注：①每份提供能量378千焦（90千卡），蛋白质9克，糖类4克，脂肪4克。
②摘自《成人糖尿病患者膳食指导》。

附表 4 等值水果类食物交换份表

食物（份）	重量（克）	食物（份）	重量（克）
西瓜	750	李子、杏	200
草莓、阳桃	300	葡萄、樱桃	200
鸭梨、柠檬	250	橘子、橙子	200
柚子、枇杷	225	梨、桃、苹果	200
猕猴桃、菠萝	200	柿子、香蕉、鲜荔枝	150

注：①每份提供能量378千焦（90千卡），蛋白质1克，糖类21克。②摘自《成人糖尿病患者膳食指导》。

附表 5 等值蔬菜类食物交换份表

食物（份）	重量（克）	食物（份）	重量（克）
大白菜、圆白菜、菠菜、油菜	500	白萝卜、青椒、茭白	400
韭菜、茴香、茼蒿、鸡毛菜	500	冬笋、南瓜、花菜	350
芹菜、茎蓝、莴苣、油菜薹	500	鲜豇豆、扁豆、四季豆	250
西葫芦、西红柿、冬瓜、苦瓜	500	胡萝卜、蒜苗、洋葱	200
黄瓜、茄子、丝瓜、莴笋	500	山药、荸荠、凉薯	150
芥蓝菜、瓢儿菜、塌棵菜	500	毛豆、鲜豌豆	70
空心菜、苋菜、龙须菜	500	百合	50
绿豆芽、鲜蘑、水浸海带	500	芋头	100

注：①每份提供能量 378 千焦（90 千卡），蛋白质 5 克，糖类 17 克。②摘自《成人糖尿病患者膳食指导》。

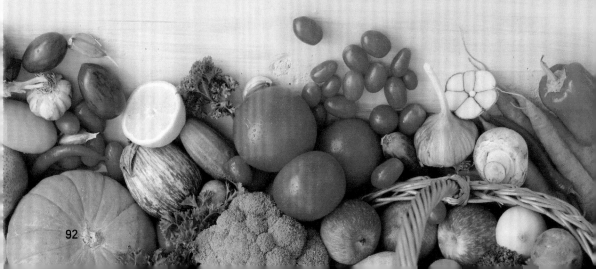

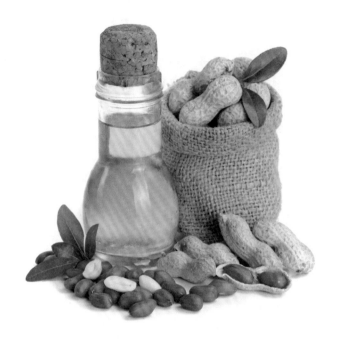

附表 6 等值油脂类食物交换份表

食物（份）	重量（克）	食物（份）	重量（克）
花生油、香油（1 汤匙）	10	猪油	10
玉米油、菜籽油（1 汤匙）	10	羊油	10
大豆油（1 汤匙）	10	牛油	10
核桃仁	15	黄油	10
杏仁、芝麻酱、松子仁	15	葵花子（带壳）	25
花生米	15	西瓜子（带壳）	40

注：①每份提供能量 378 千焦（90 千卡），脂肪 10 克。②摘自《成人糖尿病患者膳食指导》。

附表 7 等值蛋类、鱼类、肉类食物交换份表

食物（份）	重量（克）	食物（份）	重量（克）
熟火腿、瘦香肠、肉松	20	蟹肉、水浸鱿鱼、老豆腐	100
肥瘦猪肉	25	鸡蛋（1枚，带壳）	60
熟酱牛肉、酱鸭、肉肠	35	鸭蛋、松花蛋（1枚，带壳）	60
瘦猪肉、牛肉、羊肉	50	鹌鹑蛋（6枚，带壳）	60
带骨排骨	70	带鱼、鲤鱼、甲鱼、比目鱼	80
鸭肉、鸡肉、鹅肉	50	大黄鱼、鳝鱼、黑鲢、鲫鱼	80
兔肉	100	河蚌、蚬子、豆腐、豆腐脑	200
对虾、青虾、鲜贝、蛤蜊肉	100	水浸海参	350

注：①每份提供能量378千焦（90千卡），蛋白质9克，脂肪6克。②摘自《成人糖尿病患者膳食指导》。

附表 8 常见食物的血糖生成指数（GI）

类别	食物名称	GI	食物名称	GI
高 GI 食物				
谷薯类	馒头	88	白面包	75
	大米饭（籼米，粳米）	82	糯米饭	87
	烙饼	80	玉米片	79
	熟甘薯（红）	77	南瓜	75
	油条	75	苏打饼干	72
	小米（煮）	71		

类别	食物名称	GI	食物名称	GI
蔬菜类	胡萝卜	71		
水果类	西瓜	72		
糖类	麦芽糖	105	葡萄糖	100
	绵白糖	84		
中 GI 食物				
谷薯类	玉米面	68	大麦粉	66
	荞麦面条	59		
蔬菜类	土豆（煮）	66		
水果类	菠萝	66	芒果	55
低 GI 食物				
谷薯类	荞麦	54	大麦	25
	山药	51	苕粉	35
	藕粉	33	花生	14
豆类	大豆（浸泡、煮）	18	绿豆	27
	扁豆	38	四季豆	27
蔬菜类	菜花	15	黄瓜	15
	西红柿	15	芹菜	15
水果类	香蕉	52	猕猴桃	52
	柑橘	43	葡萄	43
	梨	36	苹果	36
	鲜桃	28	柚子	25
奶类	酸奶	48	牛奶	28

注：摘自《中国食物成分表标准版》（第六版）。

附表 9 常见混合膳食的血糖生成指数（GI）

食物种类	GI
猪肉炖粉条	17
饺子（三鲜）	28
米饭＋鱼	37
米饭＋芹菜炒猪肉	57
米饭＋炒蒜苗	58
米饭＋蒜苗炒鸡蛋	68
米饭＋红烧猪肉	73
硬质小麦粉肉馅馄饨	39
包子（芹菜猪肉）	39
馒头＋芹菜炒鸡蛋	49
馒头＋酱牛肉	49
馒头＋黄油	68
饼＋鸡蛋炒木耳	48
牛肉面	89

注：摘自《中国食物成分表标准版》（第六版）。

参考文献

[1] 国家卫生计生委家庭司.中国家庭营养指南[M].北京:中国人口出版社,2016.

[2] 中国营养学会.中国居民膳食指南:2016 [M].北京:人民卫生出版社,2016.

[3] 杨月欣,王光亚,潘兴昌.中国食物成分表[M].2版.北京:北京大学医学出版社,2009.

[4] MESSINA M,MESSINA V.素食者膳食指南[M].霍军生,刘兆平,许伟,等,译.北京:中国轻工业出版社,2004.

[5] 中华医学会糖尿病学分会.中国2型糖尿病防治指南(2013年版)[J].中华糖尿病杂志,2014,6(7):447-498.

[6] 中国高血压防治指南修订委员会.中国高血压防治指南[M].2010年修订版.北京:人民卫生出版社,2010.

[7] 中华人民共和国国家卫生和计划生育委员会.5岁以下儿童生长状况判定:WS 423—2013 [S].北京:中华人民共和国国家卫生和计划生育委员会,2013.

[8] 中华人民共和国国家卫生和计划生育委员会.成人体重判定:WS/T 428—2013 [S].北京:中华人民共和国国家卫生和计划生育委员会,2013.

[9] 中国营养学会.中国学龄儿童膳食指南:2016 [M].北京:人民卫生出版社,2016.